臨床で遭遇する口腔粘膜疾患に強くなる本

歯科医院の診断力・対応力UP！

編著　岩渕博史

著

伊東大典　井上吉登
上野繭美　小澤重幸
片倉　朗　上川善昭
木本茂成　神部芳則
角田和之　松野智宣
矢郷　香　山本一彦
横山三菜

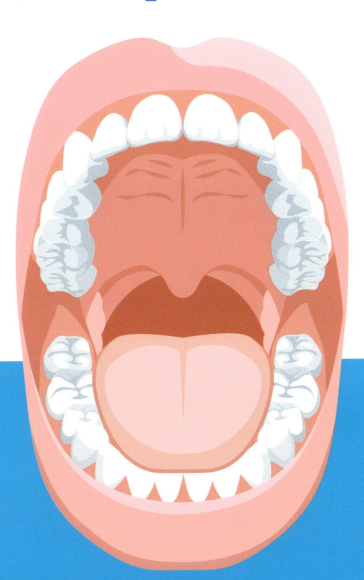

クインテッセンス出版株式会社　2019
QUINTESSENCE PUBLISHING

Berlin, Barcelona, Chicago, Istanbul, London, Milan, Moscow, New Delhi, Paris, Prague, São Paulo, Seoul, Singapore, Tokyo, Warsaw

はじめに

　近年，口腔疾患への罹患状況は大きく変化している．少子高齢化により，小児疾患は減少し，高齢者に多くみられる疾患が増加している．う蝕は減少し，歯周病が増加，高齢者の残存歯数も増加するなどの変化がみられる．そうしたなか，口腔外科領域においても，一昔前には多かった歯性感染症や外傷は減少し，口腔粘膜疾患が増加している．歯性感染症の減少は口腔衛生への意識の向上が大きく影響していると思われる．

　口腔粘膜疾患の多くは年齢とともに増加するため，超高齢社会の現在においてはさまざまな口腔粘膜疾患が増加する傾向にある．口腔がんも例外ではなく，その数は増加している．口腔は直視できる臓器であるため，本来なら容易に早期発見や診断が可能である．しかし，患者のみならず歯科医師や歯科衛生士であっても，知っているようで意外に知らないのが口腔粘膜疾患である．

　そこで本書では，Part 1で口腔粘膜疾患を分かりやすく解説するため，形，色，性状にこだわり口腔粘膜疾患を分類し，鑑別診断の要点について解説をした．そのうえで，口腔粘膜疾患を診断する目を養っていただくため，Part 2では日常診療でよく遭遇する疾患，Part 3では口腔粘膜疾患ではないが，とても重要な口腔がんや顎骨壊死について「診断力テスト」を作成した．著者の先生方は本書で取り上げた疾患のスペシャリストであり，疾患診断に必要なポイントをわかりやすくまとめていただいている．本書が日々の臨床の少しでもお役に立てることを期待する．

岩渕博史

CONTENTS

はじめに 3
執筆者一覧 6

Part 1　口腔粘膜疾患の診断力をUPしよう！ 色・形・性状で診る口腔粘膜疾患

岩渕博史

1．口腔粘膜は全身の縮図 8
2．どこを見て，何を聞くか 8
3．部位・形・色から診断する 11
　　1）口腔粘膜疾患の発症部位を知っておこう 11
　　2）色調や形状からの診断 12
4．形態（見た目）や色調に主眼をおいた口腔粘膜疾患の見分け方 13
　　1）白いもの 13
　　2）赤いもの 14
　　3）黒っぽいもの 15
　　4）暗紫色のもの 17
　　5）水疱を形成するもの 17
　　6）びらん・潰瘍を形成するもの 20
　　7）特定の部位に発症するもの 22

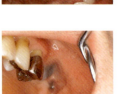

とじ込み付録　患者説明に使える 口腔粘膜疾患 早わかりカード

Part 2　口腔粘膜疾患診断力テスト 1　患者さんのこの訴え，正しく診断できますか？

テスト 1 ……… 27
「舌がヒリヒリして口の中が苦い」
上川善昭

テスト 2 ……… 31
「口内炎がいくつもできて，痛みで食事ができない」
岩渕博史

テスト 3 ……… 35
「頬の裏がただれている．食べ物がしみる」
伊東大典

テスト 4 ……… 39
「口内炎が治らない！」
角田和之

テスト 5 ……… 43
「舌にできた口内炎が痛い」
小澤重幸

テスト 6 ……… 47
「口蓋にできたほくろのようなものが気になります」
松野智宣

テスト 7 ……… 51
「口を開けるときに口角が痛い．薬を塗っても治らない」
上川善昭

テスト 8 ……… 55
「発熱があり，歯肉が腫れて痛い」
神部芳則

テスト 9 ……… 59
「舌にできた潰瘍が治らない」
山本一彦

テスト 10 ……… 63
「下唇が腫れていて，ぴりぴり痛む」
小澤重幸

テスト 11 ……… 67
「舌が痛くて食べられない」
岩渕博史

テスト 12 ……… 71
「口の中に白いものがある」
伊東大典

テスト 13 ……… 75
「口の中が乾く」
山本一彦

テスト 14 ……… 79
「味を感じにくくて，舌も痛い」
神部芳則

テスト 15 ……… 83
「舌の様子が変わるので気になって心配です」
松野智宣

テスト 16 ……… 87
「食事の際に歯ぐきが痛い．歯ぐきがぶよぶよする」
角田和之

テスト 17 ……… 91
「口内炎ができて痛い」
木本茂成／井上吉登／横山三菜

テスト 18 ……… 95
「口が乾いてしかたがない」
上野蘭美

Part 3　口腔粘膜疾患診断力テスト 2　見逃したくないこの訴え

テスト 1 ……… 103
「舌の横にできた腫れがなかなか治らない」
片倉　朗

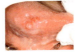

テスト 2 ……… 107
「右上の奥歯の骨が露出している」
矢郷　香

診断力テスト回答（疾患名）一覧 ……… 113
索引 ……… 115

執筆者一覧

編集・執筆

岩渕博史　神奈川歯科大学大学院歯学研究科顎顔面病態診断治療学講座顎顔面外科学分野

執筆（50音順）

伊東大典　自治医科大学歯科口腔外科学講座

井上吉登　神奈川歯科大学大学院歯学研究科口腔統合医療学講座小児歯科学分野

上野繭美　福井記念病院歯科／鶴見大学歯学部口腔内科学講座

小澤重幸　神奈川歯科大学大学院歯学研究科顎顔面病態診断治療学講座顎顔面外科学分野

片倉　朗　東京歯科大学口腔病態外科学講座

上川善昭　鹿児島大学大学院医歯学総合研究科顎顔面機能再建学講座顎顔面疾患制御学分野

木本茂成　神奈川歯科大学大学院歯学研究科口腔統合医療学講座小児歯科学分野

神部芳則　自治医科大学歯科口腔外科学講座

角田和之　慶應義塾大学医学部歯科・口腔外科学教室

松野智宣　日本歯科大学生命歯学部口腔外科学講座

矢郷　香　国際医療福祉大学三田病院歯科口腔外科

山本一彦　奈良県立医科大学口腔外科学講座

横山三菜　神奈川歯科大学大学院歯学研究科口腔統合医療学講座小児歯科学分野

Part 1

口腔粘膜疾患の診断力をUPしよう！
色・形・性状で診る口腔粘膜疾患

岩渕博史

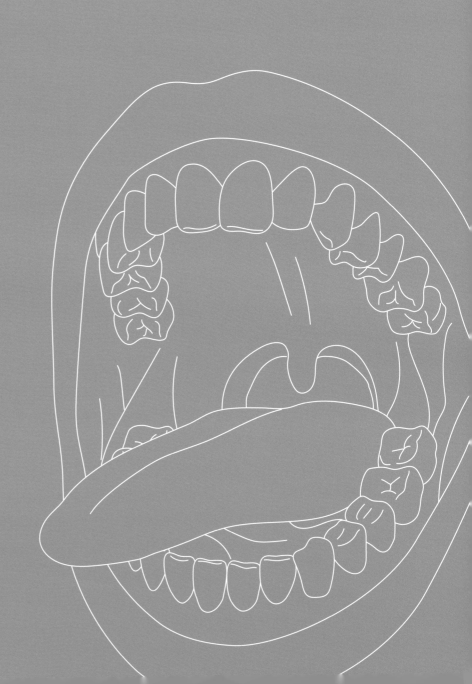

はじめに

口腔粘膜に発症する疾病や異常は，一般的に「口腔粘膜疾患」と呼ばれることが多い．口腔粘膜疾患は，発生部位や性状，また学問的には発生由来や組織型により分類されていることが多いが，一般臨床歯科医や歯科衛生士にとっては形態（見た目）や色調により分類したほうがわかりやすく，また患者にも

説明しやすい．そこで，Part 1 では，形，色，性状にこだわって口腔粘膜疾患を分類し，解説する．「鑑別診断のポイント」についても解説するので，日常臨床での口腔粘膜疾患の診断力アップに活用してもらいたい．

1 ┃ 口腔粘膜は全身の縮図

口腔粘膜疾患は口腔のみに出現する疾患や異常がある一方，全身性疾患のいち症状として口腔粘膜に疾患や異常を現すものがある．全身疾患のいち症状として現れる口腔粘膜疾患には，ヘルペスや手足口病，麻疹などのウイルス感染症による口内炎や粘膜疹，天疱瘡や類天疱瘡などの自己免疫性水疱症，皮膚疾患との関連が指摘されている扁平苔癬，ベーチェット病やクローン病によるアフタなどが該当する．口腔のみに症状が現れる疾患としては，白板症や慢性再発性アフタ，褥瘡性潰瘍などがある．

また，全身疾患のいち症状ではないが，宿主の免疫機能に低下や異常をきたすことにより発症する疾

患には，口腔カンジダ症やGVHD（移植片対宿主病）が存在する．どちらの疾患のほうが重症であるかなどということが問題なのではなく，口腔粘膜には全身疾患のいち症状や口腔粘膜固有の疾患など多種多彩な疾患が発症することを理解する必要がある．

このことは，診断や治療に大きく関連する．口腔の専門家であるわれわれは，ともすれば「木を見て森を見ず」のように口の中だけに目がいってしまうことが多い．しかし，口腔粘膜に症状が発生するものの，原因は他の内臓疾患が原因であることは少なくないのである．

2 ┃ どこを見て，何を聞くか

口腔粘膜疾患には特定の場所に発生するものが少なくないので，病変の発生する場所をよく把握しておき，確認することが大切である．また，自覚症状として疼痛があるか，他覚所見として色や形態がどのようなものであるか，患者の訴えをよく聞き，口腔内をよく観察する必要がある．

患者は，自分の口腔内を日ごろから見ているようで，実はあまり見ていない場合が多い．そのため，突然，口腔内に見知らぬものが観察されると，悪性疾患を疑い，慌てて歯科を受診してくる．いくつかの疾患や偽疾患では，特有な訴えや徴候を示すことが多いので，注意深く患者の訴えを聞くようにする．

患者の訴えを診断につなげる

❶「上下顎歯肉や口蓋部に無痛性の腫脹，または腫瘤がある」

➡ **骨隆起**（図1, 2）を疑う．

❷「舌根に近い舌縁部に発赤や腫瘤がある」

➡ **舌扁桃**や**葉状乳頭**（図3）であることが多い．両側について訴えることは稀で，片側が多い．

❸「舌背後方部に複数の腫瘤がある」

➡ **有郭乳頭**（図4）であることが多い．

❹「疼痛がある」

➡ 疼痛は**持続性**であるのか，**接触時のみ**なのか問診する．持続性の場合には粘膜疾患ではなく，**炎症や神経障害性疼痛，心因性疼痛**であることが多い．

❺「舌に持続性のピリピリとした痛みがある」

➡ 食事時には痛みを感じない場合では**舌痛症**であることが多い．

❻「接触時痛がある」

➡ びらんや潰瘍を生じていることが多いので，**疼痛部位の粘膜に変化がないか**十分確認する．同時に**義歯や歯，補綴装置が刺激になっていないか**を確認する．

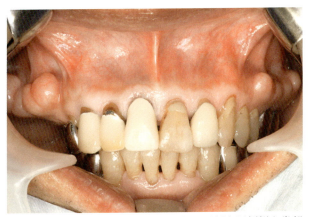

図1a 両側上顎頬側歯肉部の骨隆起．両側上顎頬側臼歯部歯肉に類円形の腫瘤を認める．腫瘤は硬く，表面の歯肉は健常で，接触時に疼痛はない．

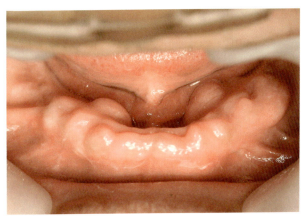

図1b 下顎隆起．両側下顎舌側臼歯部歯肉に類円形の腫瘤を認める．腫瘤は硬く，表面の歯肉は健常で，接触時に疼痛はない．

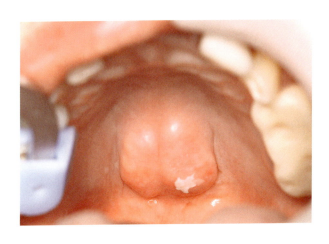

図2 口蓋隆起．口蓋正中部に腫瘤を認める．腫瘤は硬く，接触時に疼痛はない．表面の粘膜の一部に白斑を認める．口蓋隆起は，機械的刺激を受けやすいので，一部に白斑（白板症）がみられることがある．

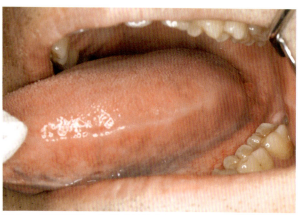
図3a 葉状乳頭．左側舌縁後方部に乳頭様の小隆起を認める．可動性で，表面は周囲より赤いことが多い．接触時痛はない．

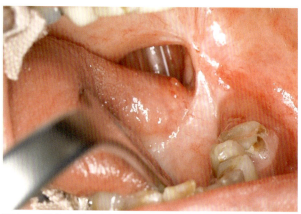
図3b 葉状乳頭．左側舌縁後方部に乳頭様の小隆起を認める．多くは4〜5本から成る粘膜のヒダまたは小隆起の集まりとして確認されることが多い．味蕾が存在する．

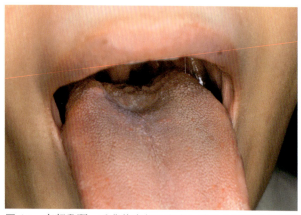
図4a 有郭乳頭．舌背後方部に左右に連なる乳頭様の小隆起を認める．表面は周囲より赤いことが多いが通常は接触時に疼痛はない．

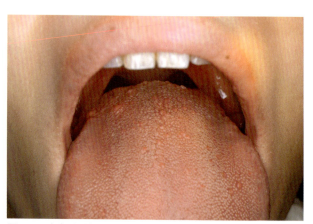
図4b 有郭乳頭．舌背後方部に8〜12個ほど並ぶ大きな乳頭様の腫瘤を認める．側面に味蕾が存在する．

❼「疼痛があり，腫脹をともなう」
➡粘膜疾患よりむしろ**炎症**を疑う．

❽「発熱がある」
➡**ウイルス感染症**を疑う．

❾ヘルペスの場合
➡発熱数日後にアフタが生じるので，**数日前のこと**も尋ねる必要がある．

❿口腔以外にも症状がある
➡全身疾患のいち症状として口腔粘膜に変化をきたす場合も多いので，口腔以外，**主に皮膚に何か変化がないのか**問診したり，実際に観察したりする．

Part 1　口腔粘膜疾患の診断力をUPしよう！

3　部位，形，色から診断する

1）口腔粘膜疾患の発症部位を知っておこう

　口腔は部位により構成組織が若干異なる．舌背，上下顎の歯肉，硬口蓋は厚い角化重層扁平上皮で覆われているが，頬粘膜，軟口蓋，口底は非角化の粘膜である．角化粘膜には口内炎（アフタ）や水疱が生じることは少ない．多くは非角化粘膜に生じる．また，特定の部位にのみ生じる疾患もある．ウイルス性疾患であるヘルパンギーナは軟口蓋に限って水疱形成がみられる．このように疾患の発生部位の特徴を理解しておくと診断に役立つ．

口腔の組織構成と口腔粘膜疾患の発症部位

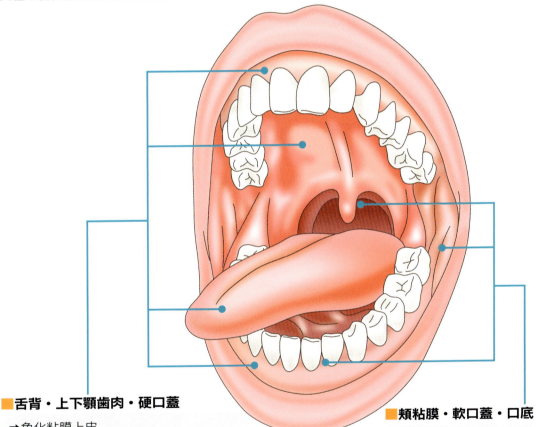

■ **舌背・上下顎歯肉・硬口蓋**

➡角化粘膜上皮

　口腔粘膜は重層扁平上皮で覆われており，そのうち，舌背，上下顎歯肉，硬口蓋を覆う粘膜は咀嚼粘膜といわれ，表層には角化層がみられる．粘膜固有層では膠原線維が発達，咀嚼圧を受け止めている．また，角化層は咀嚼時の摩擦に強い．そのため，**非角化粘膜上皮に比べ，疾患の発症は少なく**，口腔カンジダ症や白板症・紅板症（口蓋や歯肉），単純疱疹や帯状疱疹（口蓋），外来性色素沈着（歯肉），悪性黒色腫（口蓋），歯肉がんなどが主な発症疾患となる．

■ **頬粘膜・軟口蓋・口底**

➡非角化粘膜上皮

　口腔粘膜のうち，頬粘膜，軟口蓋，口底，口唇の粘膜は被覆粘膜といわれ，粘膜は筋組織を被覆し，非角化上皮である．そのため，角化粘膜上皮と比べ，疾患へのバリア機能が弱いため，**比較的多くの疾患が発症する．基本的には角化粘膜上皮でみられる疾患はすべて発症する**が，口腔扁平苔癬（頬），ヘルパンギーナ（軟口蓋），再発性アフタなどが角化粘膜上皮でみられることは少ない．

2）色調や形状からの診断

　口腔粘膜疾患や口腔内に発症する腫瘍には，特有の色調を示す疾患が多い．色調には，黒色，赤色，白色，黒褐色，暗赤色，暗紫色などがある．黒色や黒褐色のものは，メラニンなどの沈着が原因であることが多い．炎症や粘膜の萎縮をともなう場合には，赤く見えることが多い．また，血液や血管が関係する疾患では暗紫色などを呈することが多い．疾患の色調により，疾患の由来をある程度類推することができる．

　形態的には，水疱，びらん，潰瘍，腫瘤を形成するものがある．水疱を形成する疾患にはウイルス性疾患や自己免疫疾患が存在する．びらんや潰瘍では口内炎（アフタ）や自己免疫性水疱症がある．色調や形態は口腔粘膜疾患を診断するうえでもっとも重要な情報源となる．

色調から診る口腔粘膜疾患

黒色 黒褐色	**[原因]** メラニンの沈着，外来性の色素沈着（歯科用金属イオン）など **[代表的な疾患]** ・色素性母斑　　・外来性色素沈着　など ・悪性黒色腫 ・黒毛舌
赤色	**[原因]** 炎症，粘膜の萎縮など **[代表的な疾患]** ・紅板症 ・紅斑性カンジダ症 ・カタル性口内炎　など
白色	**[原因]** 過角化，カンジダ，義歯使用，タバコなど **[代表的な疾患]** ・白板症 ・口腔扁平苔癬 ・口腔カンジダ症　など
暗紫色	**[原因]** 血管，血流 **[代表的な疾患]** ・血腫 ・血管腫　など

形状から診る口腔粘膜の変化

水疱	**[原因]** ウイルス感染，自己免疫疾患 **[代表的な疾患]** ・天疱瘡 ・帯状疱疹 ・口唇ヘルペス ・類天疱瘡　など
腫瘤	**[原因]** 不詳，正常 **[主な疾患]** ・骨隆起 ・舌扁桃 ・有郭乳頭　など
潰瘍	**[原因]** 膠原病，ストレス，外傷，栄養障害など **[主な疾患]** ・再発性アフタ ・ベーチェット病 ・舌がん ・Bednarアフタ　など
凹凸（表面）	**[原因]** 不明 **[主な疾患]** ・白板症 ・溝舌 ・Fordyce斑　など

4 形態(見た目)や色調に主眼をおいた口腔粘膜疾患の見分け方

1) 白いもの

口腔粘膜に生じる白色の病変は，白板症，口腔扁平苔癬，口腔カンジダ症が主である．他にニコチン性口内炎，アフタ性口内炎なども白色変化を呈する．

❶白板症

好発部位：舌，頬粘膜，歯肉

口腔粘膜が板状または斑状に白色変化したもので，白斑は擦過しても除去できない．表面が平滑なものやシワ状の凹凸があるもの，表面が肥厚し不均一でやや膨隆したもの，白斑と粘膜萎縮による紅斑が混在するものがある．肥厚が著しく硬結(触って硬い)があるもの，びらん・潰瘍をともなうものは積極的に悪性を疑う．白板症で紅斑をともなうものは稀で，このような場合は口腔扁平苔癬を疑う．

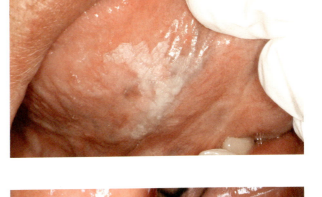

❷口腔扁平苔癬

好発部位：頬粘膜．舌縁部や口唇粘膜にも

左右側頬粘膜に対に見られるレース様(網状)白斑が特徴．さまざまなタイプがあり，典型的な網状白斑を示すもの以外にも，網状白斑と紅斑が混在したものやびらん・潰瘍を呈するものがある．網状白斑タイプでは痛みを示さないことが多い．

❸口腔カンジダ症

好発部位：頬粘膜，口蓋，歯肉など

口腔粘膜のあらゆる部位にみられる斑状または苔状の白斑で，拭って除去できるのが特徴．進行すると発赤やびらんを呈することもある．口腔カンジダ症は日和見感染症なので，宿主の抵抗力低下(高齢，病中・病後，糖尿病，ステロイドの使用)や抗菌薬の長期使用による菌交代現象と口腔の誘因(義歯の使用，口腔乾燥症，口内炎，口腔環境の悪化)が必ず存在する．

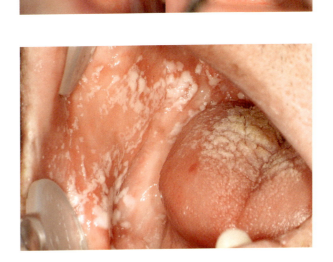

❹コプリック斑
❺地図状舌　　　　　　　　　　　　▶「7）特定の部位に発症するもの（P.22）」を参照
❻上皮真珠

❼アフタ性口内炎（再発性アフタ）・・・・・▶「6）びらん・潰瘍を形成するもの（P.20）」を参照

診断力UP！　これも知っておこう！

■ ニコチン性口内炎

　喫煙により口蓋粘膜が白色変化をきたした疾患である．口蓋粘膜が白色に変化し，その中に粟粒大の小さな赤い点が散在しているように見える．肥厚し，表面がシワ状になることもある．自覚症状はほとんどない．

2）赤いもの

　口腔粘膜に生じる紅斑の病変は紅板症，紅斑性（萎縮性）カンジダ症，義歯性粘膜炎などがある．白色変化を呈したものに比べ，悪性疾患の可能性が高く，癌化しやすい傾向にあるため早急な対応が必要である．他にはカタル性口内炎も口腔粘膜に発赤を示す．

❶紅板症

好発部位：頬粘膜，口蓋，舌

　肥厚した紅斑で，癌化することが多いため早期に専門的な検査が必要である．

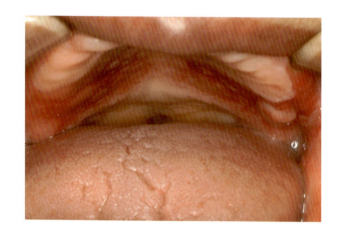

❷紅斑性（萎縮性）カンジダ症

好発部位：口腔粘膜のさまざまな部位

　口腔粘膜のさまざまな場所にできる肥厚のない紅斑で，**義歯床下粘膜にみられる発赤が典型例**である．舌乳頭の萎縮をともなうことや口腔粘膜のさまざまな場所に多発することもあり，接触痛を有する．義歯床下粘膜以外にできるものの多くは拭える白斑をともなっていることが多いので，口腔内をよく観察する．

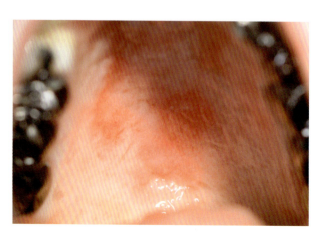

❸カタル性口内炎

好発部位：頰粘膜

　口腔粘膜全体が発赤や浮腫を生じ，**熱感や軽い灼熱感**を生じる．風邪や疲労，口腔清掃不良で発症する．含漱薬の使用や口腔清掃によって数日で治癒する．

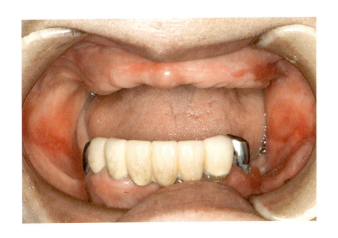

❹地図状舌・・・・・・・・・・・・・・・・▶「7）特定の部位に発症するもの(P.22)」を参照

3）黒っぽいもの

　口腔粘膜に黒色，黒褐色，暗紫色の斑として観察される．これらの変化を示すものとしては，外来性色素沈着，メラニン色素沈着症，色素性母斑，悪性黒色腫がある．

❶外来性色素沈着

好発部位：歯肉，歯頸部

　主に金属補綴装置が装着されている歯の歯頸部や歯肉に青・青紫色の変化として観察される．メタルポストなど銀合金の切削片が原因となることが多い．治療の必要はない．

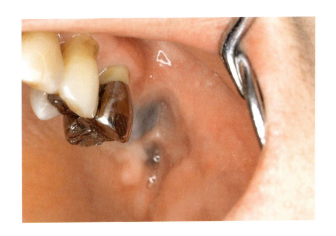

❷メラニン色素沈着症

好発部位：口腔粘膜，口唇，顔面の皮膚

　口腔粘膜や口唇，顔面の皮膚に黒褐色のび漫性または帯状の色素沈着として観察される．自覚症状はない．原因不明であるが，Addison病，Peutz-jeghers症候群，von-Recklinghausen病，McCune-Albright症候群の部分症状として現れるので**全身の精査を行う必要がある**．色素性母斑と同様に**悪性化することもあるので，経過観察が必要**である．

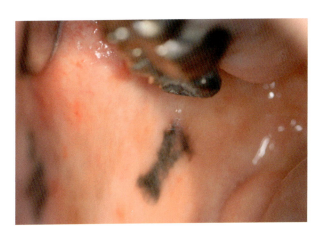

診断力UP！ これも知っておこう！

以下は，部分症状として口腔粘膜に色素沈着がみられる疾患である．稀ではあるが，全身の精査・治療が必要になる場合もあるので，把握しておくことは重要である．

■ **Addison病**

副腎機能不全（副腎の委縮）による内分泌障害で，メラニン色素形成促進が生じる．皮膚，頬粘膜，歯肉に褐色斑（いわゆるカフェオーレ斑）を認める．

■ **Peutz-jeghers症候群**

遺伝性による多発性の色素斑，消化管ポリープを特徴とする症候群で，口腔粘膜，顔面，手掌，皮膚に点状多発性色素斑（いわゆるカフェオーレ斑）がみられる．

■ **von-Recklinghausen病**

全身の皮膚，神経に多発する神経線維腫と皮膚と口腔粘膜の褐色色素斑（いわゆるカフェオーレ斑）を主徴とする先天性母斑症で，遺伝性である．口腔粘膜の褐色色素斑は比較的まれとされる．

■ **McCune-Albright症候群**

片側性で多骨性の線維性異形成症と，同側の皮膚の褐色斑（いわゆるカフェオーレ斑）を特徴とする症候群で若い女性に多い．

❸ 色素性母斑

好発部位：口腔粘膜

通常，**直径5mm程度で類円形の黒褐色の斑点で，1〜数個みられることがあり，いわゆる黒子（ほくろ）である．良性疾患**と考える．メラニン色素の形成能を有する母斑細胞の増殖である．自覚症状はない．外来性色素沈着とは異なり，金属の補綴装置とは無関係の場所にみられる黒色斑はこの色素性母斑を疑う．治療としては，悪性化することがあるので切除することを勧める．

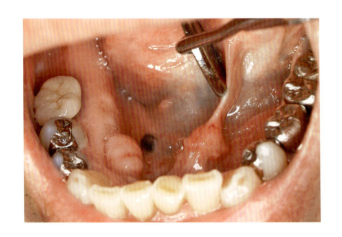

❹ 悪性黒色腫

好発部位（口腔内）：頬粘膜，歯肉，舌，口蓋

頬粘膜や歯肉，舌，口蓋などに黒子状の黒色変化を示すもので，メラニン色素産生細胞（メラノサイト）の腫瘍性増殖による悪性疾患である．**形が左右非対称，正常粘膜との輪郭がギザギザしていて不整，色調が不均一，長径が6mm以上，短期間に大きさが拡大したり色・形・症状が変化したりする，といった症状があれば本疾患を疑う．予後は非常に悪い．**短期間のうちに浸潤し，多臓器に衛星転移をきたす．肺転移が多い．自覚症状は乏しいが，腫瘍の増大にともない，疼痛や易出血性となる．口腔内では頬粘膜や歯肉，舌，口蓋などにみられる．

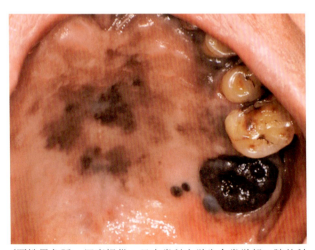

（悪性黒色腫・写真提供：日本歯科大学生命歯学部口腔外科学講座，松野智宣教授）

❺黒毛舌

好発部位：舌背

舌背部に**黒色色素が沈着した状態**として観察される．舌背部の糸状乳頭が長くなりそれに色素沈着したものと，黒色色素産生菌の増殖によるものがある．抗菌薬の長期使用による菌交代現象として発症するものが代表的である．症状はなく，抗菌薬を止めれば自然治癒することが多い．

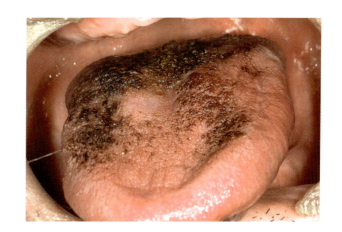

4）暗紫色のもの

❶血腫

好発部位：頬粘膜など

外傷，とくに誤咬などにより，組織内で出血したものが凝固して，組織内で腫瘤を形成したものである．いわゆる「**血まめ**」で血管の腫瘍である血管腫とは異なる．自然退縮するので治療の必要はない．**退色反応（圧迫すると白く変化し，離すと再び赤くなる）がある場合は，充血や血管腫を疑う**．

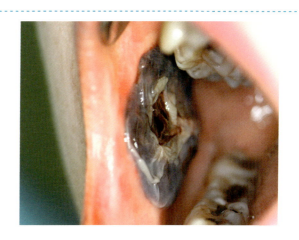

5）水疱を形成するもの

ウイルス感染によるものと天疱瘡などの自己免疫疾患がある．ウイルス感染の場合は，他人に接触感染させることがあるので注意が必要である．また，ウイルス感染の場合は，水疱が発症する前に発熱をともなう．

❶単純疱疹

好発部位：口腔粘膜，歯頸部歯肉

発熱，倦怠感，口腔粘膜や歯肉に多発性小水疱や歯肉炎を生じるもので，自潰してびらんを形成する．多くの場合，口腔内での水疱の確認は困難で，多発性のびらんや潰瘍（アフタ）としてみられることが多い．患者の多くは小児にみられる．成人では加齢や病中病後，ステロイドや抗がん薬などの使用による免疫能低下にともない，発症することがある．

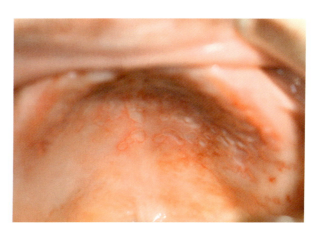

❷口唇ヘルペス

好発部位：口唇粘膜皮膚移行部

　口唇粘膜皮膚移行部に1～3mm程度の水疱として観察される．10日程度で**治癒．再発を繰り返す**．

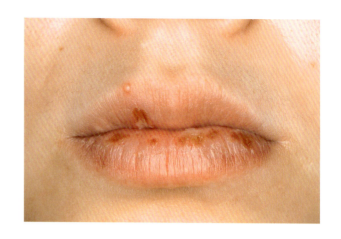

❸帯状疱疹

好発部位：片側の口腔粘膜と皮膚

　三叉神経第Ⅱ，第Ⅲ枝領域の顔面皮膚や口腔粘膜に水疱形成がみられる．片側の神経支配領域に沿って水疱を形成する．**口腔内では水疱は破れ，びらん・潰瘍を形成する**．第Ⅱ枝領域であれば患側の上唇から頰部皮膚，口腔内では口蓋粘膜から頰粘膜，第Ⅲ枝領域であれば患側の下唇・オトガイ部から頰部皮膚，口腔内では舌や下顎歯肉に症状がみられる．

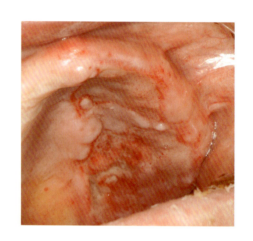

❹ヘルパンギーナ

好発部位：軟口蓋

　軟口蓋部にみられる水疱で多くは**自壊し発赤した小潰瘍（アフタ）**として観察される．主に1～4歳の小児で夏から秋に発生する．咽頭痛，発熱を生じる．治療は対症療法となる．

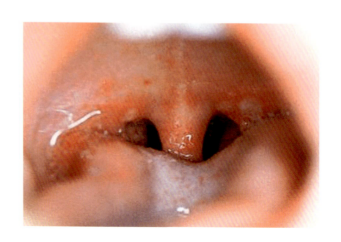

❺ 手足口病

好発部位：手，足，口（口腔粘膜）

手，足，口に**発赤した小水疱**を形成する．**口腔内は自壊して小潰瘍（アフタ）**として観察される．主に1〜4歳の小児で主に夏から秋に発生する．口腔内の疼痛や発熱を生じる．治療は対症療法となる．

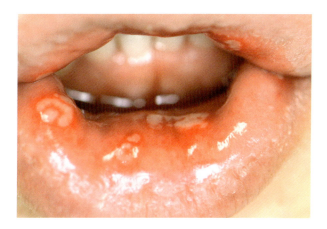

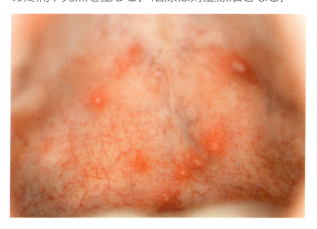

❻ 天疱瘡

好発部位（口腔内）：頬粘膜，軟口蓋，舌縁，口腔粘膜

皮膚や口腔粘膜に水疱として観察される．口腔粘膜では**偽膜が付着した出血しやすい不規則なびらん・潰瘍形成**が口腔内のすべてでみられる．病変周囲の**粘膜を擦過すると容易に剥がれ，出血性びらんを形成**するNikolsky現象がみられる．自己免疫疾患である．口腔粘膜以外にも目や膣などさまざまな粘膜で症状がみられる．専門医療機関での検査が必要である．

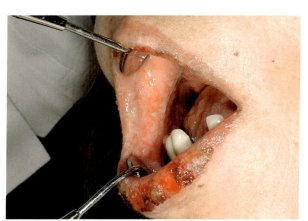

❼ 類天疱瘡

好発部位（口腔内）：歯頸部，歯肉，軟口蓋

全身の皮膚および粘膜に，**水疱やびらん，紅斑**として観察される．口腔，目，外陰部に水疱や自壊してびらんを生じる．口腔では刺激を受けやすい**歯肉にびまん性の発赤をともなった小水疱が発現し，すぐに破れて偽膜が付着したびらん・潰瘍**となる．剥離性歯肉炎の像を呈することが多い．天疱瘡とは異なり，棘融解はない．自己免疫疾患であり，専門医療機関での検査が必要である．

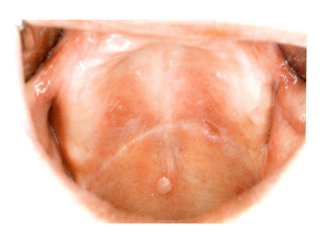

6) びらん・潰瘍を形成するもの

口腔粘膜にびらん・潰瘍を形成するもの．病変はアフタ性口内炎やベーチェット病，外傷によるBednarアフタやRiga-Fede病，ウイルス感染による単純疱疹，帯状疱疹やヘルパンギーナ，手足口病，自己免疫疾患である天疱瘡や類天疱瘡，薬剤性潰瘍，口腔がんなどがある．

❶ 再発性アフタ

好発部位：口唇粘膜，頬粘膜，舌

口唇粘膜，頬粘膜，舌に**1〜数個の小潰瘍（アフタ）が周期的に再発を繰り返して観察**される．1週間程度で消失する．病因は不明である．外傷，ストレス，疲労，栄養障害，性周期が誘因とされる．神経質な人，自律神経の不安定な成人に多く，小児や喫煙者に少ない．

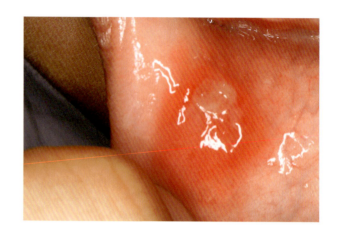

❷ ベーチェット病

好発部位(口腔内)：口唇，舌，頬粘膜

再発性アフタ以外に目のブドウ膜に炎症，外陰部に潰瘍，しこりをともなう皮疹ができる疾患として観察される．膠原病で，さらに他の臓器も侵され，関節炎を起こすこともある．視神経も侵され，光がまぶしいといった軽い症状から，失明に至る例もある．**口腔内の再発性アフタの出現率は，ほぼ100%**である．

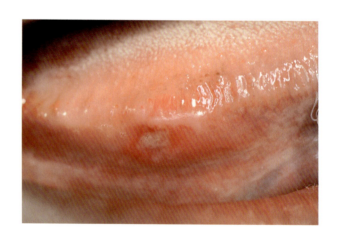

❸ 歯肉・舌がん

好発部位：舌縁，臼歯部歯肉

潰瘍形成以外に，膨隆，紅斑，白斑などさまざまな形状として観察される．サイズは10mm未満のものから数十mmまでさまざまである．大きいものは癌と判断がつきやすいが，小さい潰瘍には注意が必要である．**2週間以上治癒しないものや硬結（硬いもの）は悪性を疑い，専門機関で検査を行う**．

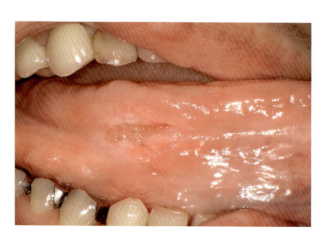

❹Bednarアフタ

好発部位(口腔内)：舌，頬粘膜，臼歯部歯肉

舌や頬粘膜，場合により口蓋や歯肉にみられる**小アフタ様の潰瘍**として観察される．誤咬，食物による刺激，不良補綴装置やう蝕の鋭縁などによる機械的刺激が原因の褥瘡性潰瘍である．小児の舌尖部に多い．

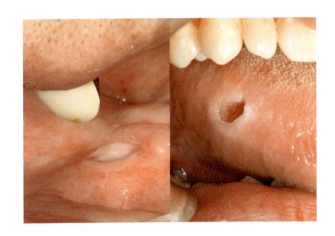

❺Riga-Fede(リガ・フェーデ)病

好発部位：舌下部(新生児)

新生児の舌下部にみられる潰瘍として観察される．先天歯(出生歯)による褥瘡性潰瘍が原因となる．対応としては，先天歯(出生歯)の鋭縁を研磨する．

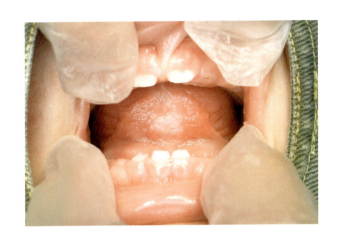

❻単純疱疹
❼帯状疱疹
❽天疱瘡
❾類天疱瘡
❿ヘルパンギーナ
⓫手足口病

▶「5）水疱を形成するもの(P.17)」を参照

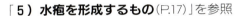

⓬薬剤性潰瘍

さまざまな薬剤の副作用で口腔内に限局したびらん・潰瘍が生じるが，抗がん薬(5-FU，TS-1，ドセタキセル，シクロフォスファミドなど)，分子標的薬，抗リウマチ薬(メトトレキサート)，狭心症治療薬(ニコランジル)などが比較的頻度が高い．**薬剤が原因であることに早期に気が付くことが重要**である．また，口腔以外に皮膚や全身症状をともなうものは至急，専門医に治療を依頼する．

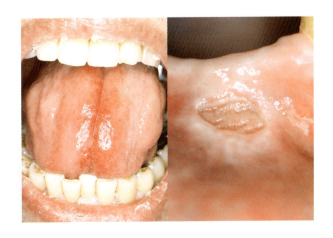

7）特定の部位に発症するもの

　口腔粘膜に生じる疾患や変化は部位特異的に生じるものも少なくない．頬粘膜にみられるFordyce斑やコプリック斑，歯肉にできる上皮真珠，舌にできる地図状舌や溝舌，正中菱形舌縁炎，黒毛舌，軟口蓋にみられるヘルパンギーナなどがある．

❶ Fordyce（フォーダイス）斑

好発部位：頬粘膜

　主に頬粘膜に左右対称に発生するわずかに隆起した黄色の小顆粒，黄色の斑点として観察される．また，下唇の皮膚粘膜移行部にみられることもある．思春期以降に発生し，男性に多い．症状はなく，病的意義はない．

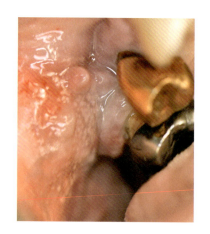

❷ コプリック斑

好発部位：頬粘膜（上顎臼歯部付近）

　麻疹（はしか）の発症前に左右側上顎臼歯部付近の頬粘膜に帯青白色の粟粒大の斑点として観察される．全身の発疹が生じて間もなく消失する．麻疹はきわめて感染力が高く感染対策が重要となるため，疑われる場合はすぐに専門機関を受診させ，確定診断を得る必要がある．最近では，風疹ウイルスなどのウイルスでもコプリック斑が生じることがわかってきた．

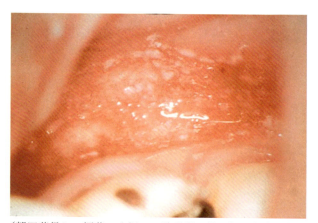

（朝田芳信ら・編著．小児の口腔科学　第5版．東京：学建書院，2019．より転載）

❸ 上皮真珠

好発部位：歯槽頂付近（新生児）

　新生児の歯槽頂付近にみられる白色の小腫瘤として観察される．症状はなく，病的意義はない．自然退縮する．

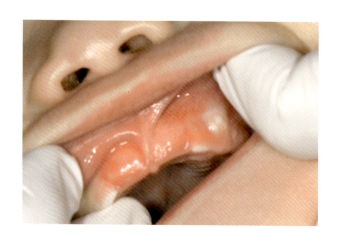

❹地図状舌

好発部位：舌

　舌表面の平滑な淡紅色の部分を白くふやけた帯状の部分が取り囲んだ**病巣**として観察される．中心部はやや凹んでみえる．円形なし半円形の斑が，次第に周囲の病巣と癒合して地図状を呈する．地図状舌の病巣は**日によって形を変え，位置を変える**のが特徴で，10歳以下の小児と若い女性に多い．症状の乏しい場合は経過観察とする．疼痛を訴えた場合には，含嗽薬を使用させる．

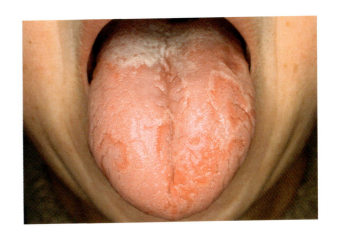

❺溝舌

好発部位：舌背

　舌背部の溝が多い状態として観察される．小児では少なく，高齢者に多い．地図状舌を合併することも多い．病的意義は少なく，治療は必要ない．疼痛やザラつきが強い場合には含嗽をさせる．Melkersson-Rosenthal（メルカーソン・ローゼンタール）症候群，Down症候群，乾癬で溝舌の合併がみられる．

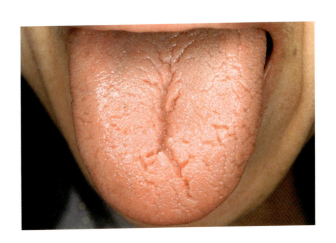

❻正中菱形舌炎

好発部位：舌背中央

　舌背後方の正中部に菱形または，だ円形の境界明瞭の斑として観察される．色は薄い暗赤色や白斑または暗赤色を呈することもある．**表面は平滑で周囲より陥凹しているものと腫瘤状に盛り上がっているもの**がある．自覚症状は乏しい．**カンジダが原因**とされるが，腫瘤状のタイプでは疣贅癌との鑑別が必要で，生検を行う必要がある．

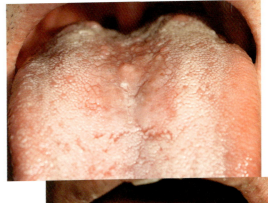

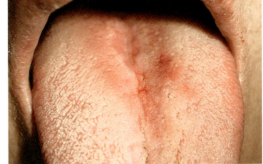

❼ 口角炎

好発部位：口角（片側または両側）

片側または両側の口角にできる炎症で，亀裂や腫脹，出血，疼痛をともなう．**両側の場合，カンジダが原因であることが多い**．誘因としてビタミン不足や口唇の乾燥などがある．

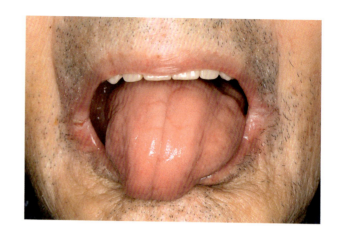

❽ 黒毛舌・・・・・・・・・・・・・・・▶「3）**黒っぽいもの**（P.15）」を参照
❾ ヘルパンギーナ・・・・・・・・・・▶「5）**水疱を形成するもの**（P.17）」を参照

おわりに

　口腔粘膜疾患を診断するためには，病変をよく観察し，いつからどのような症状があったのか患者の訴えをよく聞いてみることが重要である．口腔粘膜疾患のなかには，特定の場所に発生するものが少なくない．角化粘膜には口内炎（アフタ）や水疱が生じることは少なく，多くは非角化粘膜に生じる．また，ある部位のみに生じる疾患もある．ウイルス性疾患であるヘルパンギーナは軟口蓋に限って水疱形成がみられ，帯状疱疹は片側のみに症状が発生する．Fordyce斑，コプリック斑，地図状舌，正中菱形舌炎も部位特異的に発症する．

　色調や形態にも特徴がみられるものは多い．黒色，赤色，白色，黒褐色，暗赤色，暗紫色などがある．黒色や黒褐色ではメラニンや金属イオンの沈着が原因であることが多い．炎症や粘膜の萎縮をともなう場合には，赤く見えることが多い．また，血液や血管が関係する疾患では暗紫色などを呈することが多い．形態的には水疱，びらん，潰瘍などを形成するものがある．水疱を形成する疾患にはウイルス性疾患や自己免疫疾患が存在する．びらんや潰瘍では口内炎（アフタ）や自己免疫性水疱症がある．症状としては，ウイルス性疾患では発熱は必須である．

　粘膜疾患でもっともやってはいけないことは，悪性疾患の見落としである．大きさや色調の変化が急速のものでは悪性疾患を疑う必要があるので，早急に専門医へ対診する必要がある．本書Part 2からの"診断力テスト"を活用し，口腔粘膜疾患を診断する目を養っていただきたい．

Part 2

口腔粘膜疾患診断力テスト1
患者さんのこの訴え，正しく診断できますか？

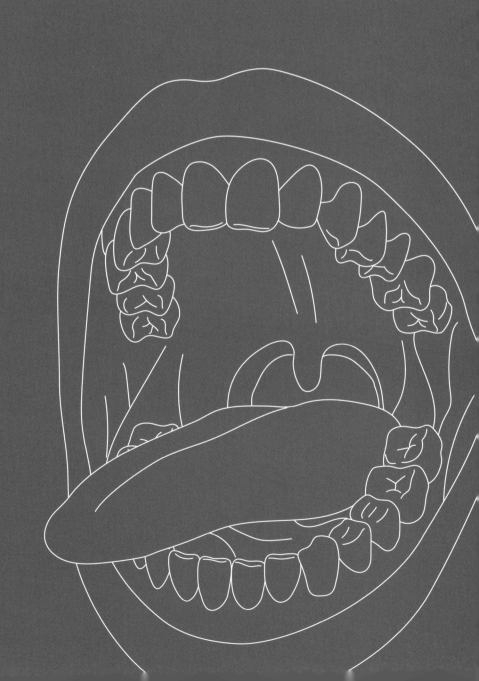

口腔粘膜疾患診断力テスト1

テスト1 「舌がヒリヒリして口の中が苦い」

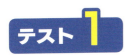
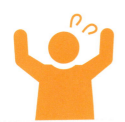
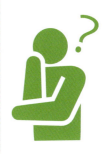

上川善昭

Q 以下の症例で考えられる，診断および治療方針は？

症例の概要

主訴：舌の灼熱（ヒリヒリ）感．
患者：40歳代，女性．
現病歴：初診の2か月前より舌の灼熱（ヒリヒリ）感を認めるも軽度にて放置していたが，次第に高度となりがまんできなくなったため初診，来院となった．
既往歴：肝炎（HCV），高血圧症，喘息．

全身状態：栄養状態良好．喘息にて副腎皮質ホルモン吸入薬を予防的に使用している．
服薬：降圧薬（カルシウム拮抗薬，アンギオテンシンII受容体阻害薬），副腎皮質ホルモン吸入薬．
現症：つねに舌に灼熱（ヒリヒリ）感と苦みを認め，舌背中央部に乳頭の萎縮をともなう紅斑を認めた（図1）．

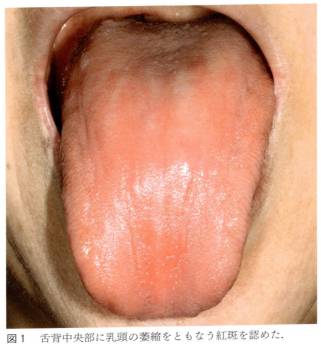

図1　舌背中央部に乳頭の萎縮をともなう紅斑を認めた．

答は次頁

A

診断 紅斑性カンジダ症

治療 抗真菌薬による薬物治療

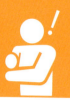

検査所見

患部ぬぐい液のグラム染色にて仮性菌糸を認め(図2)，培養にてCandida albicansが検出された(図3)．

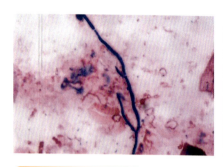
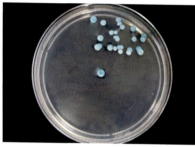

図2 患部ぬぐい液のグラム染色にて仮性菌糸を認めた．
図3 患部ぬぐい液の培養にてBDクロモアガーカンジダ寒天培地(日本B&D製)上に緑色の集落を形成しC. albicansと同定された．

診断のポイント

紅斑性カンジダ症は，舌や口腔粘膜が周囲より赤くなる病変で，**口腔の灼熱(ヒリヒリ)感**を訴える．**苦み**を訴えることも多い．真菌検査でカンジダが検出され，抗真菌薬の使用で症状が消失する．口腔粘膜は透明で粘膜下の毛細血管の色で赤く見えるので，この赤い疾患は見逃されやすい．注意して観察すると病変は**周囲より赤く，舌では糸状乳頭の萎縮により周囲と比較してより赤く見える**．正中菱形舌炎では相対する口蓋部に紅斑性カンジダ症を認めることが多く(図4a, b)，カンジダが検出され，抗真菌薬が奏功する(図5a, b)．

副腎皮質ホルモン薬の長期連用症例や糖尿病，悪性腫瘍の化学療法や放射線療法症例，HIV感染症，高齢者や要介護者などの**免疫能の低下した患者**に生じやすい．これを見逃すとカンジダ性肺炎やカンジダ血症など命にかかわる病変へと進展することもあるので，注意を要する疾患である．

いわゆる舌痛症では発赤などの器質的な変化はなく，灼熱(ヒリヒリ)感は食事などで消退するが，**灼熱(ヒリヒリ)感をつねに訴える**症例では紅斑性カンジダ症であることが多い．

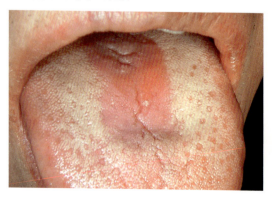
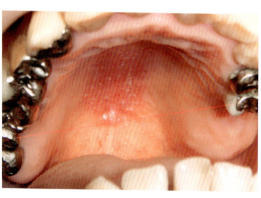

図4a 舌背正中に紅斑を認める．
図4b 舌背正中の紅斑に相対する口蓋に紅斑を認める．

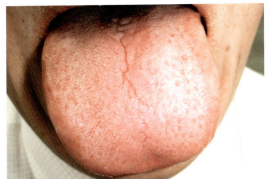
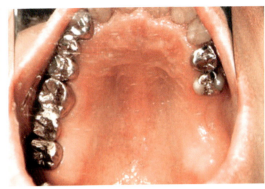

図5a,b 抗真菌薬による治療後，紅斑は消失している．

治療

アムホテリシンB製剤のハリゾンシロップ100mg/mL（富士製薬工業）を1回1mL，1日4回（毎食後と寝る前），12日間（1本24mLで2本使用）使用した．1mLを口腔内に含みまんべんなく塗り広げてゆっくりと嚥下させた．舌の灼熱（ヒリヒリ）感や苦みは消失し，舌背中央部の乳頭の萎縮や紅斑は消退した（図6）．

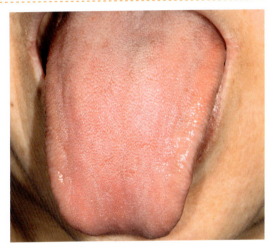

図6 抗真菌薬による治療後．舌の灼熱（ヒリヒリ）感や苦みは消失し，舌背中央部の乳頭の萎縮や紅斑は消退した．

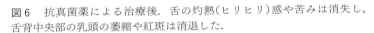

解説

■口腔カンジダ症の原因

カンジダは口腔常在微生物で唾液の自浄作用により通過してしまう酵母様真菌であるが，口腔内で増加・定着して仮性菌糸型となると症状をあらわす．抗菌薬の長期連用による菌交代現象や，免疫能が低下した日和見感染症として口腔カンジダ症が生じる[1]．

■口腔カンジダ症の分類

寺井，上川らが提唱している口腔カンジダ症の臨床分類では①白い（偽膜性）カンジダ症，②赤い（紅斑性）カンジダ症，③厚い（肥厚性）カンジダ症，④ささくれる，えぐれる（潰瘍性）カンジダ症，⑤その他のカンジダ症に分けられる[2〜4]．赤いカンジダ症（紅斑性カンジダ症）は舌乳頭が消失してツルツルとなる萎縮性カンジダ症や義歯性カンジダ症として知られていたが，本邦では重要視されていなかった．口腔の灼熱（ヒリヒリ）感を訴える症例の多くに認められ，抗真菌薬の使用で症状が消失することが判明して以来，重要視されるようになった[3,4]．

■口腔カンジダ症の治療（薬物療法）

本邦で口腔カンジダ症に保険適用をもつ抗真菌薬はファンギゾン®シロップ（ブリストル・マイヤーズ スクイブ），フロリードゲル（持田製薬），イトリゾール®カプセル50（ヤンセンファーマ），イトリゾール®内用液（ヤンセンファーマ）がある．後発

品としてハリゾンシロップ（富士製薬工業），イトラート®カプセル50（日本ケミファ）等がある．

ファンギゾンシロップとハリゾンシロップはポリエン系薬剤の小児用のシロップで，原液のまま，あるいは50倍液を含み含嗽した後にゆっくりと嚥下する．フロリードゲル，イトリゾール®カプセル，イトリゾール®内用液とイトラート®カプセル50はアゾール系薬剤でカンジダの酵素を阻害し効果を発揮するが，この酵素はヒトの肝臓の薬物代謝酵素と類似しているので，**併用薬の血中濃度が上昇する**．併用禁忌薬が多く**処方には厳重な注意が必要**である．また，*C. glabrata*にはアゾール系抗真菌が効きにくいので注意が必要である[1~4]．ミコナゾールのオラビ®錠50mg（富士フィルム富山化学）が発売された．わが国初の口腔粘膜付着錠で，1日1回・1錠を上顎犬歯窩に付着させて用いる．コンプライアンスがよく，期待されるお薬である．

診断力・対応力UP！　歯科衛生士もおさえておきたいポイント

■患者に「口の中・舌がヒリヒリする」と言われたら

口のヒリヒリ（灼熱感）や痛みには原因がある．心理的なものと決めつけないで，歯科衛生士が症状をよく聞き，患部をよく見て，効果的な治療に導く必要がある．

①周囲と比較して注意深く観察し，訴えを傾聴する．

紅斑性カンジダ症ではカンジダが原因で口の灼熱（ヒリヒリ）感が生じる．患部は周囲粘膜より赤いが，口腔粘膜は赤いので見逃されやすい．周囲と比較して注意深く観察する必要がある．舌背が赤いと相対する口蓋も赤いことが多い．灼熱（ヒリヒリ）感とともに苦みを訴えることが多い．

②病歴の聴取は的確に行う．

副腎皮質ホルモン剤の長期連用症例や糖尿病，悪性腫瘍の化学療法や放射線療法症例，HIV感染症，高齢者や要介護者などの免疫能の低下した患者に生じやすい．慢性呼吸器疾患でのマクロライド系抗菌薬の長期連用症例では，菌交代現象により生じやすい．

③真菌検査を行う．

真菌検査でカンジダが陽性であれば，抗真菌薬の使用で症状が消失する．

④舌痛症との鑑別法．

いわゆる舌痛症では，口腔粘膜の発赤は認められない．また，灼熱（ヒリヒリ）感は，食事など，ものを口にすると消退するが，紅斑性カンジダ症では灼熱（ヒリヒリ）感は消えることはない．

⑤抗真菌療法での注意事項．

ハリゾンシロップ100mg/mL（富士製薬工業）やファンギゾン®シロップ100mg/mL（ブリストル・マイヤーズ　スクイブ）などのアムホテリシンBシロップ薬は，併用禁忌薬も少なく効果が高い．しかし，原液の使用では服薬開始時に痛みが生じ自己中断する症例が散見される．痛みが生じて使用できない症例では，水で50倍程度に希釈して口に5分程度含んだ後に飲み下すと良いが，適応外使用となる．痛みが消えたら原液の使用再開を指導する．

参考文献

1．山口英夫．病原真菌と真菌症（改訂4版）．東京：南山堂，2007．

2．寺井陽彦，島原政司．古くて新しい真菌症：続・赤いカンジダ症．日本歯科評論 2007；267（5）：137-145．

3．上川善昭，杉原一正．口腔カンジダ菌と口腔粘膜疾患の意外な関連．Mebio 2006；23（11）：4-11．

4．上川善昭．総説口腔ケアに必要な口腔カンジダ症の基礎知識．診断・治療と口腔ケアによる口腔カンジダ症の予防．日口腔ケア会誌 2010；4（1）：17-23．

口腔粘膜疾患診断力テスト1

テスト2 「口内炎がいくつもできて，痛みで食事ができない」

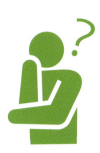

岩渕博史

Q 以下の症例で考えられる，診断および治療方針は？

症例の概要

主訴：多発性の口内炎．
患者：31歳，男性．
現病歴，家族歴：4日前より口内炎が出現したため，市販の口内炎薬を塗布して様子をみていたが，徐々に数が増加し，疼痛が強くなってきたため来院．患者は4歳になる保育園に通う長男および妻と生活している．約3週間前に長男に発熱と多発性の口内炎がみられ，食事摂取が十分できなかったため小児科を受診，感冒との診断で投薬を受けた．その後，長男は回復したが，10日前より患者本人に全身倦怠感と発熱がみられるようになった．発熱は4日前に解熱したが，口内炎ができ始め，徐々に数が増加してきたという．
既往歴：特記事項なし．
全身状態：良好であるが，経口摂取は疼痛のため困難で水分のみを摂取している．
現症：意識は鮮明で体温36.5度，血圧，心拍数，呼吸には異常なかった．口腔内には，左右側頬粘膜，舌下部，口唇粘膜，口蓋粘膜に多発性のアフタ様口内炎と小水疱がみられ，口内炎は刺激により強い疼痛を誘発した．他に口腔粘膜には偽膜や白苔，発赤や出血はみられない．

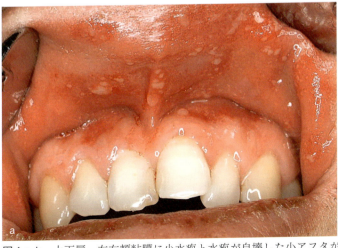
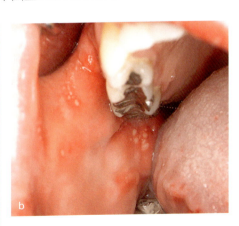

図1 a, b　上下唇，左右頬粘膜に小水疱と水疱が自壊した小アフタがみられる．

答は次頁

診断　ヘルペス性歯肉口内炎（疱疹性歯肉口内炎）

治療　安静と栄養補給，抗ウイルス薬による薬物療法，食事がとれない場合は入院施設のある医療機関へ紹介

診断のポイント

　ヘルペス感染症では，**初感染3～7日後に口腔症状に先立ち発熱がみられる**ことが最大の特徴である．その後，数日で口腔内に水疱形成が認められ，顎下リンパ節の腫脹もともなう．しかし，患者が受診したころには，すでに体温は平熱となっていることが多い．そのため，十分な問診により**水疱を自覚した1週間程度前からの発熱や体調について聴取する**必要がある．

　ヘルペス性歯肉口内炎は小児や若年者に好発し，両側の口唇，頬粘膜，舌下面，口底など非角化の粘膜に白色の小水疱を多数認めるが，**歯肉や皮膚に発生することはない**．皮膚や口腔粘膜の片側に発症する帯状疱疹や口峡咽頭部に赤い小水疱を形成するヘルパンギーナや手足口病とは異なる特徴を有する．

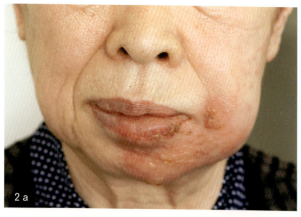
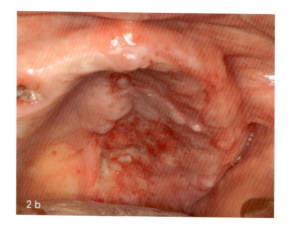
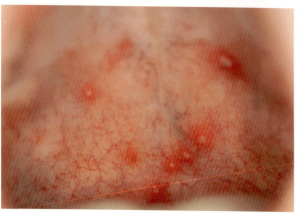

図2 a, b　帯状疱疹．左側オトガイ部から頬部，口腔内は左側口蓋部に水疱形成やびらん形成がみられる．
図3　ヘルパンギーナ．口峡咽頭部に水疱形成およびアフタ形成がみられる．

ヘルペス性歯肉口内炎では，二次感染がなければ白血球数の上昇は認めない．**抗体検査は初感染の場合にのみ有用で**，ペア血清で抗体価の上昇がみられる．ELISA法がもっとも感度が良く，初感染では

ペア血清でIgG抗体の上昇とIgM抗体の出現がみられる．急性期と回復期のペア血清でIgG抗体価が4倍以上に上昇すれば，ヘルペスへの初感染と診断できる．

治療

ヘルペスへの感染は**宿主の抵抗力低下が発症の誘因**となるため，まずは患者自身に安静を促し，抵抗力の回復に努める．口腔内の疼痛が強く，食事ができないような場合には補液を行わねばならず，入院施設のある歯科口腔外科などに診療依頼を行う必要がある．口腔内の治療は，**①抗ウイルス薬による薬物療法，②口内炎への二次感染予防，③疼痛の管理**が基本となる．

ヘルペスウイルスに対する抗ウイルス薬としては，アシクロビル1回200mgを1日5回，5日間投与，またはバラシクロビル1回500mgを1日2回，5日間投与する．バラシクロビルはアシクロビルに比べ服用回数が少なく，服薬のコンプライアンスはよい．これら薬剤の副作用は比較的少なく，相互作用のある薬剤もほとんどないため，比較的安全に使用することができる．5日間使用して効果のない場合や悪化する場合には専門医へ対診するのが望ましい．

口内炎への二次感染は口内炎を重症化する．そのため，抗菌薬の投与と口腔内の保清をする必要がある．口内炎に対して**副腎皮質ステロイド軟膏を使用するのはよくない**．ステロイドは免疫抑制薬である

ため，ヘルペスウイルスを活性化させる可能性がある．また，口腔カンジダ症の発症を助長する可能性もある．口腔内の疼痛管理には，NSAIDsや局所麻酔薬含有含嗽薬を使用する．通常，水疱や口内炎は発症してから5～7日後にピークとなり，2週間程度で完全に治癒する．感染源はウイルスに汚染された手指や食器などの接触感染と，くしゃみ，せきなどの飛沫感染がある．抗体をもたない小児では感染伝播への注意が必要である．

---

1 安静
安静に努めさせ，水分補給を行う．

2 口内炎への二次感染予防
口腔清掃の励行とびらん形成が強い場合には抗菌薬の投与を考慮する．

3 抗ウイルス薬による薬物療法
アシクロビル1回200mgを1日5回，5日間投与．またはバラシクロビル1回500mgを1日2回，5日間投与．

4 疼痛の管理
鎮痛薬の投与を考慮する．

5 感染拡大の予防
小児などとの接触を避け，マスクの着用や手洗いの徹底，食器やタオルなどを分けるように指導する．

図4　ヘルペス性歯肉口内炎（疱疹性歯肉口内炎）の治療のポイント．

解説

■ ヘルペス性歯肉口内炎と口唇ヘルペス

成人におけるヘルペスウイルス感染症の多くは，免疫能低下にともなう再感染や回帰感染によって発症する．ウイルスでは，生体防御機能から逃れて身を隠すことで排除を免れ，長期にわたって潜在して感染を継続させることがある．このような感染を潜伏感染と呼び，**潜伏感染**していたウイル

スは，免疫システムの届きにくい神経細胞内などに潜み，宿主の抵抗力が低下すると再活性化する**回帰感染**を生じる．

ヘルペス性歯肉口内炎（疱疹性歯肉口内炎）は単純ヘルペスウイルス（Herpes simplex virus：HSV）感染の初感染により発症する．再感染や回帰感染の場合は口唇ヘルペスとなる．HSVは小

児期に感染し，多くは不顕著性感染する．そのため，成人の場合多くは口唇ヘルペスとなる．しかし，**近年成人におけるHSV抗体保有率は低下しており，成人に達してもHSV抗体保有率は45％程度とされている**．そのため，成人においてもHSVに対する初感染がみられる．成人では比較的若い20〜30歳代での発症がみられる．

■帯状疱疹

水痘・帯状疱疹ウイルス（Varicella-zoster virus：VZV）の回帰感染が帯状疱疹である．顎顔面領域では三叉神経第Ⅱ枝，第Ⅲ枝領域の顔面皮膚に水疱形成がみられる．口腔内においても片側の口腔粘膜に水疱形成がみられるが，すぐに破れ，びらんを形成する．

診断力・対応力UP！　歯科衛生士もおさえておきたいポイント

■口内炎（アフタ）をみつけた際の注意点

口腔内に口内炎（アフタ）ができる疾患は多い．一般に口内炎といわれるもののなかにはびらん，潰瘍，アフタを生じる疾患が含まれている．アフタとは，**口腔粘膜にできる小さな類円形の境界明瞭な潰瘍で，その周囲には一層の赤くなった部分（紅暈）があり，潰瘍面は偽膜により灰白色をしている**．アフタができる疾患にはウイルス感染症，膠原病，繰り返し発症する慢性再発性アフタなどがある．このような多発性のアフタを認めた場合には，最初に**ヘルペス性歯肉口内炎（疱疹性歯肉口内炎）**を疑う必要がある．ヘルペスによるアフタは数個程度ではなく，口腔内全体に相当数が発生する．ウイルス感染症の特徴は，**発症前に必ず発熱がみられる**ことで，他のアフタでは発症前に発熱することは比較的まれである．患者自身が発熱のことを自覚しておらず，風邪をひいたなどと考えていることも多い．そのため，「**口内炎ができ始める前に体調が悪くありませんでしたか**」などと問診する．

また，アフタができている場所に注目する．口腔内のどこにでもアフタができるわけではない．舌背部や歯肉など角化粘膜にはできにくく，頬粘膜や口蓋粘膜，舌下面など柔らかいところによくできる．

■アフタができているときの口腔清掃

アフタは接触により強い痛みを生じるため，口腔清掃が上手く行えないことが多い．歯ブラシの接触による疼痛を少しでも軽減するため，**ヘッドの小さいタフトブラシなどの使用**を考慮する（図5）．歯肉にもアフタがある場合には歯面のみをていねいにみがいたり，粘膜ケアにも使用できる超軟毛ブラシなどを使用するようにする．口腔清掃状態が悪化すると二次感染を生じることがあるので，口腔清掃は慎重かつていねいに行う必要がある．粘膜の清拭ができない場合には，刺激の少ない含嗽薬で含漱させるのもよい（含嗽薬の刺激が強い場合は生理食塩水）．また，ケア前に表面麻酔を施すのもよい．歯科治療は急性症状がなければアフタが治癒するまで延期する．

■感染の拡大に注意！

ヘルペスウイルスは**院内や家庭内で感染が拡大することがある**．感染者に接したグローブや手指は感染源になる．また，くしゃみ，せきなどの飛沫がユニット周りに付着していることもあるので，環境整備が重要である．

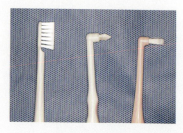

図5　各種歯ブラシ．左：超軟毛ブラシ，中央・右：タフトブラシ．

口腔粘膜疾患診断力テスト 1

テスト 3 「頬の裏がただれている．食べ物がしみる」

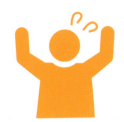
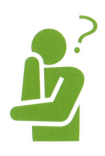

伊東大典

Q 以下の症例で考えられる，診断および治療方針は？

症例の概要

主訴：頬の裏がただれている．食べ物がしみる．
患者：73歳，女性．
既往歴：特記事項なし．
現病歴：約2か月前に左側頬粘膜の違和感と接触痛を自覚．鏡で見たところ，同部に広範囲な発赤があったという．様子をみていたが改善しないため来院．
現症：初診時，左側頬粘膜に境界やや不明瞭，平坦で不整形の白斑と紅斑が混在した病変がみられた（図1）．触診で軽度の接触痛を訴えたが，易出血性や白斑の剥離はみられなかった．また硬結は触知されなかった．右側頬粘膜をはじめ口腔他部位の粘膜に異常はみられなかった．
検査所見：血液検査で特記すべき異常所見なし．病変表面の擦過によるカンジダ培養検査で*Candida albicans*のコロニーがごく少数検出された．生検時の病理組織写真を図2に示す．

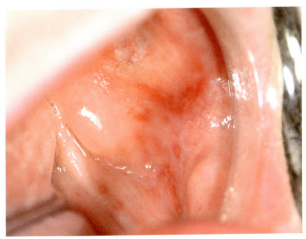

図1 初診時の口腔内所見．

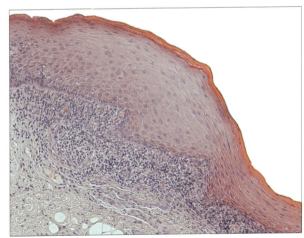

図2 生検時の病理組織写真．

答は次頁

A

診断 左側頬粘膜扁平苔癬

治療 局所ステロイド療法（ステロイド軟膏の継続的塗布など）

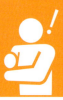

診断のポイント

白斑部分は過角化症，紅斑部分はびらんと思われる（図1，3）．レース状など典型的な臨床像ではないが，自覚症状と現症からまずは口腔扁平苔癬を疑う症例である．鑑別すべき疾患として，①紅板白板症，②白板症，③紅板症，④急性偽膜性カンジダ症が挙げられる．また⑤扁平上皮癌も考慮するべきである．確定診断のため病理組織検査を実施した．

生検時の病理組織写真（図2，4）で，上皮層の明らかな変化（有棘層の肥厚または萎縮，錯角化の亢進，基底層の破壊と細胞配列の乱れ）とともに，上皮下に特徴的な帯状炎症細胞浸潤がみられる．上皮性異形成はごく軽度であり，炎症による変化と考えられる．高度異型細胞の増殖や浸潤はみられず，悪性病変は否定される．以上より口腔扁平苔癬と診断される．

治療

病理組織検査で口腔扁平苔癬の診断が確定したら，**第1選択は局所ステロイド療法**である．口腔用ステロイド軟膏（オルテクサー®，デキサルチン®，アフタゾロン®など）を自覚症状や臨床所見に応じて1日1〜3回患部に塗布する．**1回の塗布量が多くなりすぎないよう患者に指導する**．軟膏塗布が困難な症例ではステロイド噴霧薬（サルコート®）やステロイド含嗽薬（デカドロンエリキシル®）が用いられることもある．アズレンスルホン酸含嗽薬（アズノール®など）が併用されることもあるが，その効果はあくまで補助的なものである．

ステロイドの長期連用でカンジダ感染症のリスク

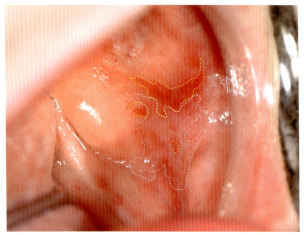

図3 病変の白斑の概形を白い点線，紅斑の概形を黄色い点線で示す．白斑・紅斑ともに不整形で，不規則に混在している．病変は全体としてほぼ平坦である．

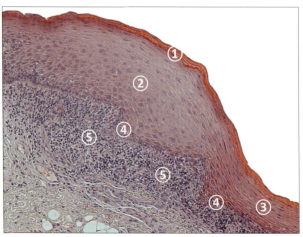

図4 病理組織写真で①錯角化の亢進，②有棘層の肥厚または③萎縮，④基底層の破壊と細胞配列の乱れ，⑤上皮下の帯状炎症細胞（Tリンパ球）浸潤がみられる．

が高まるので，治療前にカンジダ検査を行っておくことが望ましい．カンジダ陽性〜強陽性であれば，局所ステロイド療法前または併行して抗カンジダ療法を行う．また不良な口腔衛生状態は増悪因子になるので，治療の前後を通じて**口腔衛生管理を十分に**行う．

口腔扁平苔癬は自己免疫疾患と考えられており，しばしば難治性かつ反復性（軽快と増悪を繰り返す）である．このことを治療開始前に患者によく理解してもらい，**継続的に軟膏塗布を行うこと**が求められる．3〜4週間に1回程度で経過観察し，ステロイド軟膏を塗布する頻度（場合によっては剤形）を再検討・調整する．局所ステロイド療法を数か月行っても奏功しない場合は，歯科材料アレルギーや他の粘膜病変（口腔がんを含む）の可能性も考慮して，必要な検査を追加することがある．

解説

典型的な臨床像でなく診断が比較的難しい粘膜病変は単に「口内炎」と臨床診断されがちで，必要な検査が行われないまま漫然と軟膏等が投与されていることは少なくないと考えられる．こうしたなかには，**初診時すでに上皮性異形成または癌を生じている，あるいは経過観察中に悪性化する病変もある**という意識をもって診断・治療にあたらなければならない．

本症例は病理組織検査で扁平苔癬の確定診断が得られたが，やはり**前癌病変**（現在では「口腔潜在的悪性疾患」とされる）**または癌と慎重に鑑別診断すべき**である．口腔扁平苔癬は，典型的には図5，6のように両側頬粘膜に対称に生じるが，**片側性，びらん・潰瘍が著明なもの，ほぼ白斑のものなど非典型例もまた多い**．全例に生検は困難でも，とくに片側性かつ紅斑が目立つ症例では積極的に生検を勧めたい．

治療の第1選択は**局所ステロイド療法**である．ステロイド内服療法は，重症かつ著しく治療抵抗性の症例でまれに行われるのみである．かつてはビタミンA誘導体（エトレチネート；チガソン®）が有効であるといわれていたが，口唇炎や落屑などの副事象が多く，また投与中止で多くが再発するため，現在では口腔扁平苔癬にはほとんど使用されない．

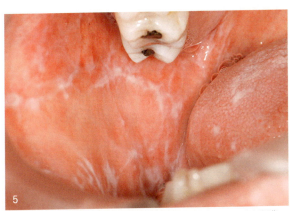
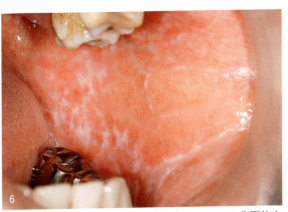

図5，6　別の患者の両側頬粘膜扁平苔癬．左右頬粘膜におおよそ対照的にレース状の白斑や白色線条がみられる典型的な口腔扁平苔癬の臨床像．

診断力・対応力UP！ 歯科衛生士もおさえておきたいポイント

口腔扁平苔癬は，白斑（粘膜が白くなった部分）と紅斑（粘膜の赤みが強くなった部分）が混ざり合った特徴的な臨床像を示す．典型的なものは，図5，6にみられるような左右の粘膜に生じる「レース状」の病変である．これに次いでよくみられるのが，大きな紅斑を白斑が縁取ったタイプで，これは下顎大臼歯部の歯肉頬移行部に多い．他にも色々なパターンがあり，**典型的なもの以外は診断が比較的難しい**．

患者は50～70歳代に多く，女性の患者は男性の2倍以上である．もっとも多い主訴は「ヒリヒリする」「食べ物がしみる」だが，自覚症状がないこともある．この疾患の臨床的な特徴は，**①慢性の経過をたどること**，**②自覚症状・他覚症状の強さに波がある（軽快と増悪を繰り返す）こと**，**③自然に治癒することは通常なく**，**④治療がなかなか効きづらいこと**である．精神的ストレスなどで症状が増悪することも多いとされる．

原因は不明だが，自分の粘膜組織に対するアレルギー反応（自己免疫疾患）ではないかといわれている．自分自身のリンパ球が局所に集まってきて粘膜組織を攻撃するため，粘膜上皮が破壊されてただれたり（紅斑），逆に防御反応で厚くなって白斑になるというものである．

上記のように，典型的でない病変の診断は難しいことに加えて，**白板症ほど高率ではないが癌化することがある（口腔潜在的悪性疾患）**ので，できれば生検と病理組織診断を行うのが望ましい．

治療は通常，副腎皮質ステロイドの軟膏，噴霧薬，または含嗽薬が用いられる．慢性の経過をたどり，治療が効きづらいことが多いため，これらのステロイド外用薬が長期間にわたって継続投与される症例が大部分である．そのため，とくに義歯を装着した高齢者では副作用として**口腔カンジダ症の発症**がしばしば問題になる．また口腔衛生状態が不良だと，症状が強く出たり治療が効きづらかったりすることも多い．そのため扁平苔癬患者の口腔ケアでは，これらの点をつねに留意し，**刺激の少ない歯磨剤や含嗽薬を選択しつつ効果的な指導**を行えば，治療に大いに貢献する．

参考文献

1．Nogueira PA, Carneiro S, Ramos-e-Silva M. Oral lichen planus: an update on its pathogenesis. Int J Dermatol 2015；54（9）：1005-1010.

2．Ito D, Sugawara Y, Jinbu Y, Nakamura S, Fujibayashi T, Maeda H, Hasegawa H, Saku T, Tanaka A, Komiyama K. A retrospective multi-institutional study on the clinical categorization and diagnosis of oral lichen planus. J Oral Maxillofac Surg Med Pathol 2017；29（5）：452-457.

3．伊東大典，佐藤昌，栗林悠里，チャーンウィット・プラピンチャムルーン，小村健．口腔扁平苔癬135例の臨床的検討．日口腔粘膜会誌 2009；15（1）：22-28.

4．Dionne KR, Warnakulasuriya S, Zain RB, Cheong SC. Potentially malignant disorders of the oral cavity：current practice and future directions in the clinic and laboratory. Int J Cancer 2015；136（3）：503-515.

口腔粘膜疾患診断力テスト1

テスト4「口内炎が治らない！」

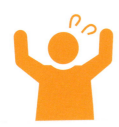
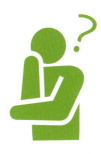

角田和之

Q 以下の症状で考えられる，診断および治療方針は？

症例の概要

主訴：口内炎が治らない．
患者：53歳，女性．
現病歴：初診の数週間前よりブラッシング時に歯肉出血を自覚した．その後，歯肉以外の口腔粘膜にも口内炎を自覚するようになり，かかりつけ歯科医院にてステロイド塗布療法をうけるも症状の改善はなかった．
既往歴：C型肝炎，子宮筋腫．
全身状態：特記すべき異常を認めず．

服薬：特記事項なし．
現症：下顎左側小臼歯部の頬側歯槽歯肉粘膜および頬粘膜に限局し，接触痛をともなう軽度の発赤，びらんあり．歯肉腫脹，自然出血や排膿なし．
検査所見：細菌培養検査では常在細菌のみが検出され，カンジダ菌などの真菌は検出されず，一般血液検査，尿検査は異常なし．パノラマエックス線写真では軽度の全顎的な水平性歯槽骨吸収があるが重度のポケット形成，その他に明らかな異常なし．

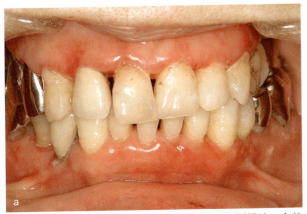
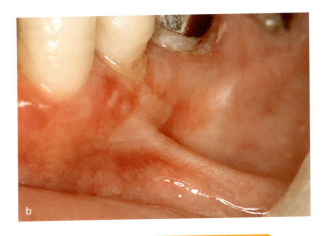

図1　a：全顎的に歯肉の炎症は顕著でなく，刷掃時や食後に粘膜疹が発症する．b：アフタ性潰瘍のような類円形の粘膜疹ではない．

答は次頁

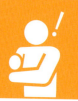

A｜診断　尋常性天疱瘡
　｜治療　歯科口腔外科，皮膚科へ紹介

診断のポイント

　尋常性天疱瘡を代表とする，口腔に発症する自己免疫性水疱症は**口腔粘膜に症状が限局して初発する症例がある**ので歯科を最初に受診することがあり，われわれ歯科医療従事者としては見逃してはならない疾患の1つである．天疱瘡の粘膜病変が歯肉粘膜に発症した際には，歯周病のような腫脹，発赤や排膿は必ずしもともなわず，比較的健常な粘膜の剥離を生じることが多い．

　本症例のような軽症例では，歯槽歯肉粘膜の一部に非炎症性の剥離病変を認める程度のことがある（図2参照）．これは水疱が形成される際に自己抗体が接着障害を誘導するため，炎症をともなわないためであると考えられている．また一見，健常に見える粘膜を指で圧したり，強めのエアーを当てるだけでも粘膜の剥離を生じてしまう**Nikolsky現象**が見られることがあり，診断の際に参考になる．さらに，皮膚の水疱形成をともなうこともあり，皮膚症状の有無も同時にチェックする．確定診断には採血や組織生検が必須である．

　自己免疫性水疱症の鑑別診断としては，アフタ性潰瘍，多形滲出性紅斑，Stevens-Johnson症候群，火傷，細菌・ウィルス感染症などが挙げられる．

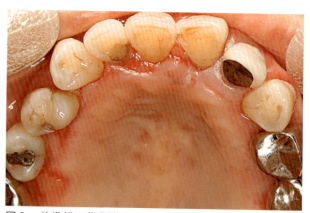

図2　前歯部口蓋歯間乳頭部歯肉粘膜に炎症所見に乏しい粘膜剥離病変を認める．

治療

　診断が確定すれば専門医療機関にて全身検索が行われ，副腎皮質ステロイド内服療法が実施されることが多い．症状に応じて免疫抑制剤や分子標的治療薬投与，大量ガンマグロブリン療法，血漿交換などの専門的な治療が施される．ステロイド療法は長期化する場合が多く，継発するステロイド誘発性骨粗鬆症予防目的でビスホスホネート製剤を代表とするBMA（Bone Modifying Agents）が投与されることがある．そのためステロイド投与前に歯性の病巣をスクリーニングし，必要に応じて処置を行う．口腔粘膜症状に対しては局所ステロイド療法（デキサメタゾン・デキサルチン口腔用軟膏®，ベクロメタゾン・サルコート®）を併用する場合がある．全身および局所ステロイド療法や免疫抑制剤の副作用である，**口腔カンジダ症の発症にはつねに注意を払いながら経過を観察する**．

　なお，歯肉などの口腔粘膜のみに水疱形成が限局していて，一見軽症に見える場合でも，後に皮膚水疱が形成され重症化する症例があるため，**必ず皮膚科や口腔外科などの専門医療機関に紹介し，早期治療を心がける**ことが肝要である．

💡 解説

■口腔に発症する自己免疫性水疱症

　口腔粘膜には皮膚と同様にさまざまな自己免疫性水疱症が発症する．自己免疫性水疱症は主に天疱瘡群と類天疱瘡群に大きく分類される．そのなかで尋常性天疱瘡は臨床的に口腔粘膜優位に水疱を形成する**粘膜優位型尋常性天疱瘡**と，粘膜と皮膚の両方に水疱を形成する**粘膜皮膚型尋常性天疱瘡**に大きく分けられている．その他には皮膚のみに水疱を形成する**落葉状天疱瘡**がある．

■自己免疫性水疱症の口腔粘膜症状

　自己免疫性水疱症の口腔粘膜病変の特徴は，**そのほとんどが"水疱"としてみられない**ことである．水疱がいったん形成されても食事などの物理的刺激により自壊して，びらんや潰瘍となってしまう．水疱は歯肉，口唇，口蓋，口底，頬粘膜など口腔内のあらゆる部位に生じる可能性があるが，**歯肉や頬粘膜など物理的刺激を受けやすい部位での発症頻度が高い**．とくに本症例のような軽症の粘膜優位型尋常性天疱瘡は，剥離性歯肉炎やびらん性の粘膜炎として口腔粘膜に限局して発症することがあり，歯科を初診する可能性が高い．さらに粘膜優位型から粘膜皮膚型へ病型移行して重症化する症例もあり，われわれ歯科医療従事者にも的確な診断が求められることになる．

　歯肉粘膜に限局する水疱症では漫然と歯周病治療が繰り返されている場合があるため，**歯周初期治療が奏効しない歯周粘膜症状などに遭遇した際には，早期に口腔外科などの専門医療機関へ紹介する**ことも考慮する必要がある．

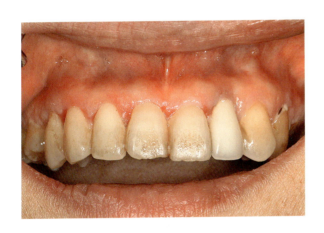
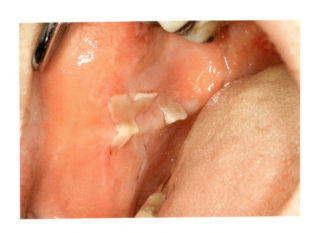
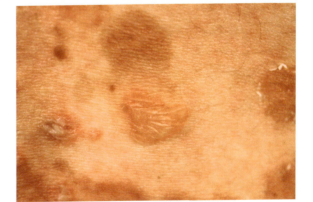

図3｜図4
図5

図3　軽症の粘膜優位型尋常性天疱瘡では歯肉粘膜剥離のみの場合がある．
図4　水疱はすぐに自壊して粘膜炎の様相を呈するが，炎症所見は乏しい．
図5　尋常性天疱瘡の皮疹．弛緩性水疱（ぶよぶよした水疱）と，びらん形成が特徴．

診断力・対応力UP！ 歯科衛生士もおさえておきたいポイント

■みがけばみがくほど悪化する歯肉炎には要注意！

軽症の場合，単なる歯肉炎と診断され刷掃指導が治療の中心となることがある．前述したように**炎症が強くないにもかかわらず，みがけばみがくほど悪化する歯肉炎は要注意**である．積極的に主治医に進言をするべきである．

口腔粘膜症状が重篤な場合は患者自身での口腔清掃がほとんどできないことが多い．そのような際には粘膜症状が落ち着くまで歯面清掃を中心とした専門的な口腔機能管理を行い，**二次感染の予防に努める**．症状が落ち着けば通常のブラッシングも可能になる．

参考文献

1．角田和之．だれもが知っておきたい Reference the classic Pemphigus 天疱瘡．the Quintessence 2007；26（8）：184-188.

2．角田和之，佐藤英和．天疱瘡における粘膜疹．In：古江増隆（総編集），天谷雅行（専門編集）．皮膚科臨床アセット 19．水疱性皮膚疾患 発症機序の解明から最新の診断・治療法まで．東京：中山書店，2014；30-38.

3．Amagai M, Tsunoda K, Zillikens D, Nagai T, Nishikawa T. The clinical phenotype of pemphigus is defined by the anti-desmoglein autoantibody profile. J Am Acad Dermatol 1999；40（2 Pt 1）：167-170.

口腔粘膜疾患診断力テスト1

テスト5 「舌にできた口内炎が痛い」

小澤重幸

Q 以下の症例で考えられる，診断および治療方針は？

症例の概要

主訴：舌にできた口内炎が痛い．
患者：36歳，男性．
現病歴：6か月前より舌や口唇に口内炎がよくできることを自覚していた．「食物の接触や刺激の強いもので疼痛が誘発されるため辛い」とのこと．口内炎が発症すると，かかりつけ歯科医院で処方された軟膏を塗布し対応していたという．口内炎は軟膏塗布により1週間程度で改善するものの，再発を繰り返すため当院へ受診することとなった．
既往歴：特記事項なし．
生活環境：7か月前から職場が変わり精神的ストレスがある．
全身状態：体温36.6°，血圧，脈拍，呼吸には異常はなく，頸部リンパ節の腫脹は認めなかった．皮膚に水疱や痂疲は認めない．
現症：舌下面にアフタが3つあり，周囲に硬結は認めない．発生部位は異なるものの，1回／月程度でアフタは再発するとのこと．口腔衛生状態はやや不良であるが，口腔粘膜は全体的に健常色を呈していた．ブラキシズムなどの悪習癖，歯列不正，歯の鋭縁はない．

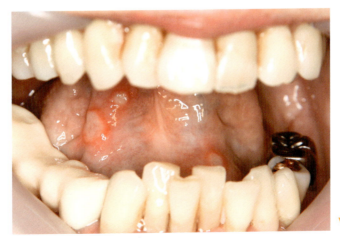

図1　初診時の口腔内写真．

答は次頁

A 診断 再発性アフタ性口内炎（慢性再発性アフタ）
治療 副腎皮質ホルモン薬含有の軟膏もしくは貼付剤の使用と口腔衛生指導

診断のポイント

アフタとは周囲に発赤をともない，表面が偽膜でおおわれている円形ないし類円形の潰瘍である．再発性アフタ性口内炎は，繰り返しアフタを形成する原因不明の疾患であり，臨床所見から診断は比較的容易であるが，**他のアフタ病変を除外する必要がある**．

アフタ病変には，①**再発性アフタ性口内炎**，②**物理・化学的刺激によるもの**，③**細菌やウイルス感染によるもの**，④**アレルギー性疾患や膠原病によるもの**などが挙げられる．また，**初期の癌性潰瘍と類似**するため（図2，3），診断を誤ることは許されない．

本患者は，アフタの発生する部位が特定されておらず，今回も機械的刺激に暴露されない部位であることから②を否定した．さらに，全身状態は良好であり，既往歴もないため③，④を否定した．癌性潰瘍に対しては，本症例がアフタの再発・消失を繰り返すこと，周囲に硬結がないこと，肉眼的所見が異なることから否定した．恐らく，職場の変化と発症時期が一致することから，精神的ストレスがアフタの発症誘因となっていると考えられる．

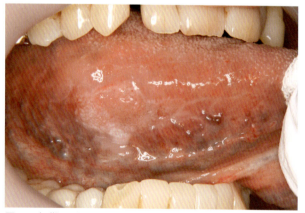

図2　初期の舌がん．

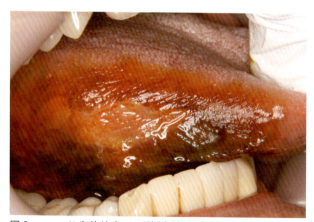

図3　ヨード生体染色で不染域（角化亢進している部位）を明示したもの．

治療

いかなる疾患においても，**診断を誤ると治療行為が症状を増悪させてしまう**ことがある．よって初診時は，患者の全身状態や生活環境も含めて，十分な問診・診察を行う必要がある．再発性アフタ性口内炎に対する治療法に**原因療法はなく，対症療法が基本となる**．本症例患者に対して，疼痛緩和および治癒促進を目的として，副腎皮質ホルモン薬含有の貼付剤を使用した（図4，5）．含嗽薬としては，アズレンスルホン酸ナトリウムを使用した（図6）．また，アフタによる疼痛でブラッシングが困難であり，口

腔内が不潔であったため，口腔カンジダ症の発症や二次感染防止を目的に歯科衛生士が口腔衛生指導を行った．

アフタの治療に使用される薬剤を以下に示す．

1）含嗽・洗口剤

アズレンスルホン酸ナトリウム（水溶性アズレン），アズレン錠（各社），含嗽用アズレン（各社），アズレン顆粒（各社），アズノール®（日本新薬），アズレイ®うがい液（昭和薬品化工）．

目的：抗炎症作用，抗アレルギー作用，肉芽新生および上皮形成促進作用を期待して使用．

2）口腔用軟膏剤・貼付剤

デキサメタゾン：アフタゾロン®口腔用軟膏（昭和薬品化工），デキサルチン®口腔用軟膏（日本化薬），デルゾン®口腔用軟膏（池田薬品工業）

トリアムシノロンアセトニド：ケナログ®口腔用軟膏0.1％（OTC医薬品／ブリストル・マイヤーズ スクイブ），オルテクサー®口腔用軟膏0.1％（ビーブランド・メディコーデンタル），アフタッチ®口腔用貼付剤（帝人ファーマ）

目的：抗炎症作用，抗アレルギー作用およびアフタの保護を期待して使用．

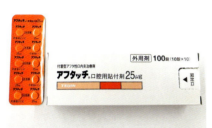

図4　トリアムシノロンアセトニド貼付剤．

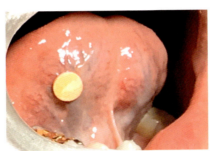

図5　トリアムシノロンアセトニド貼付剤の実用例．

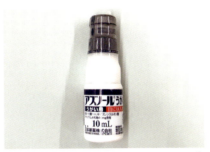

図6　アズレンスルホン酸ナトリウム含嗽薬．

解説

口内炎は，口腔粘膜の比較的広範囲な炎症状態の総称である．本症例の患者のように，**アフタを口内炎と同義語のように使用するケースも多く見受けられるが，別物である**．再発性アフタ性口内炎と鑑別診断を要するアフタ病変を以下に示す．

①再発性アフタ性口内炎

繰り返し口腔内の非角化部位にアフタが発症し，自発痛は乏しいものの強い接触痛がある．

②ベーチェット病

口腔内の再発性アフタ，皮膚症状，眼症状，外陰部潰瘍を主症状とする自己免疫疾患である．口腔内の再発性アフタは初発症状であることが多く，また必発である．

③ヘルペス性歯肉口内炎

単純ヘルペスウイルスの初感染で発症し，発熱や倦怠感，頸部リンパ節の腫脹などにともない，口腔内に広範囲にわたる小アフタが発現する．強い接触痛により摂食困難となる．

④物理化学的刺激によって発症するアフタ

Bednarアフタ：授乳時の乳首や，清掃時のガーゼとの接触で発症する．

Riga-Fede病：乳幼児の下顎前歯部に先天性歯があり，吸啜時に舌下面と接触することで発症する．

褥瘡性潰瘍：歯の鋭縁や不適な補綴装置などによる機械的刺激によって発症する．

⑤移植片対宿主病

臓器移植や輸血後に発症し，口腔内に扁平苔癬様の角化やびらんを形成する．

診断力・対応力UP！ 歯科衛生士もおさえておきたいポイント

■再発性アフタ性口内炎を有する患者の口腔衛生状態を維持する重要性

再発性アフタ性口内炎を発症している患者の口腔内は**不潔になりやすい**．その理由として，
①再発性アフタ性口内炎は著しい接触痛をともなうため，歯ブラシ等の使用時に疼痛が生じ，口腔衛生状態を維持することが困難であること．
②再発性アフタ性口内炎の治療に使用する副腎皮質ホルモン薬含有の軟膏および貼付剤は，免疫抑制作用を有する．その副作用として，口腔カンジダ症や二次感染が発症するリスクがある．

以上の理由により，歯科衛生士は患者に対して**口腔内を清潔に保つ理由，愛護的な歯ブラシの使用方法，刺激が少ない歯磨剤や含嗽薬**について説明・指導することが重要である．

■普段の歯周組織検査や口腔衛生指導で注意すべきこと

アフタや潰瘍の発症リスクに，**物理的刺激**が挙げられる．普段口腔衛生指導を行っている患者には，歯ブラシなどを必要以上に強く軟組織へあてないように指導する．また，歯周組織検査や口腔衛生指導を行っている際には，歯や歯周組織のみならず，**舌や口底，頬粘膜，口蓋などの軟組織**にも，アフタをはじめとした**異常所見がないかどうかを注意**すべきである．

再発性アフタ性口内炎は**類似する疾患が多く，ウイルス感染症**（図7，8）や**悪性腫瘍にともなった潰瘍**と間違う危険性がある（図9）．アフタなど軟組織に異常所見を発見した場合は，**ただちに歯科医師に報告し，確認してもらうべきである**．また，記録簿の記載は，口腔衛生状態とともにアフタの大きさや発生部位を記入すると，経過観察に役立つ重要な資料となる．

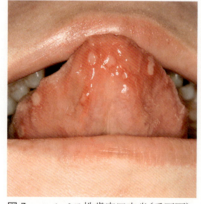

図7　ヘルペス性歯肉口内炎（舌下面）．

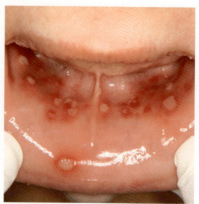

図8　ヘルペス性歯肉口内炎（下唇）．

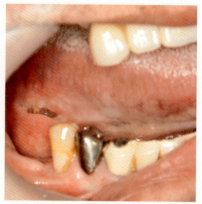

図9　初期の舌がん．

参考文献

1．白砂兼光，古郷幹彦（編著）．口腔外科学 第3版．東京：医歯薬出版，2010．
2．西山茂夫．口腔粘膜疾患アトラス．東京：文光堂，1982．
3．新版 日本歯科薬物療法学会（編）．日本歯科用医薬品集．京都：永末書店，2015．

口腔粘膜疾患診断力テスト1

テスト6 「口蓋にできたほくろのようなものが気になります」

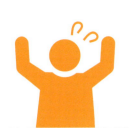
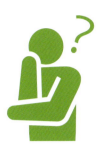

松野智宣

Q 以下の症例で考えられる，診断および治療方針は？

症例の概要

主訴：口蓋の黒色病変の精査．
患者：30歳，女性．
現病歴：1年前，歯科治療時に硬口蓋の黒色斑を指摘されたが，痛みなどの不快症状がないため放置していた．最近になりやや隆起してきたような違和感を自覚したため，紹介医を受診したところ精査を勧められて来院した．

既往歴：特記事項なし（非喫煙者）．
家族歴：特記事項なし．
現症：右側硬口蓋粘膜に境界明瞭で周囲よりやや隆起した5×6mmの黒色の腫瘤を認めた．表面は平滑で圧痛は認められなかった．また，口腔内に同様の病変も認められなかった．

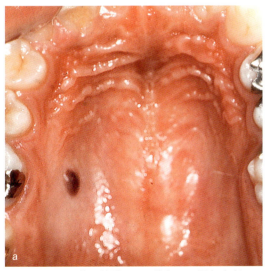
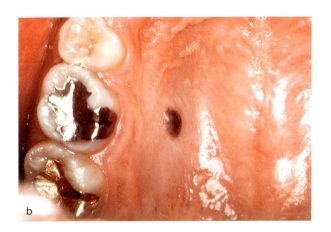

図1 a, b　硬口蓋の粘膜にやや隆起した黒色病変がみられる．

答は次頁

診断　**母斑細胞母斑（色素性母斑）**

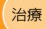 治療　**局所麻酔下で周囲の健康粘膜を含めた切除術**

診断のポイント

　臨床所見は褐色ないし黒色の境界明瞭な類円形の色素斑あるいは腫瘤で，その表面は平滑，ときに疣状を呈する．口腔粘膜での発現は皮膚に比べきわめてまれで，**硬口蓋，頬粘膜，歯肉**などに多くみられる．また，**好発年齢は10～40代で，女性に多い**とされている（80％）．

　病理組織学的には，増殖している母斑細胞の存在部位から，粘膜上皮内あるいは粘膜固有層との境界にのみ母斑細胞が限局する**境界母斑**，粘膜固有層内のみに存在する**粘膜（真皮）内母斑**，境界母斑と粘膜（真皮）内母斑の混在型の**複合母斑**に分類され，なお，**口腔粘膜に発症するものは粘膜内母斑が多い**とされている．本症例も真皮内母斑であった（図2）．

　表1に主な色素性病変を示す．口腔粘膜では通常型の母斑細胞母斑や青色母斑，メラニン沈着症，悪性黒色腫などがみられるが，そのなかで**臨床上もっとも鑑別を要するのが悪性黒色腫**である（図3）．通常は黒褐色の腫瘤を形成し，約1/3は表面に潰瘍形成や出血をともない，粘膜下には骨吸収もみられる．また，境界が不明瞭で黒褐色の色素がにじみ出るような色素苔やそれを取り囲む淡褐色の色素斑などの衛星病変が現れることもある．好発部位は硬口蓋と上顎歯肉で口腔領域の発現の過半数を占める．また，中年以降の男性にやや多いとされる．病理組織学的には，メラニンを含む紡錘形あるいは類上皮型の腫瘍細胞の蜂巣状増殖を認める．

　表2に母斑細胞母斑と悪性黒色腫の臨床的な鑑別ポイントを示す．なお，悪性黒色腫は早期から頸部リンパ節転移が認められることが多いため，頸部のリンパ節触診も鑑別の一助となる．

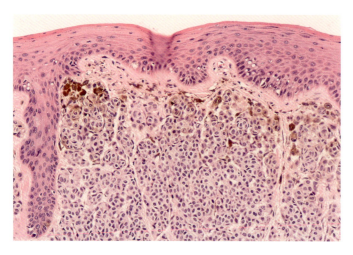

図2　粘膜内母斑．口腔粘膜上皮の基底層より下方に存在する母斑細胞．

表1 **主な色素性病変**

メラノサイト系母斑	母斑細胞母斑（通常型）	境界母斑 複合母斑 粘膜（真皮）内母斑
	母斑細胞母斑（特殊型）	巨大先天性色素母斑など
	真皮メラノサイト系母斑	青色母斑，太田母斑など
メラニン色素沈着症	生理的メラニン沈着症	加齢変化，喫煙者など
	外来性色素沈着症	金属色素沈着
	系統的疾患	von-Recklinghausen病 Peutz-Jeghers症候群 基底細胞母斑症候群 Albright症候群 Addison病など
悪性腫瘍	悪性黒色腫	

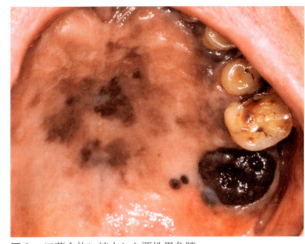

図3　口蓋全体に拡大した悪性黒色腫．

表2 **母斑細胞母斑と悪性黒色腫との鑑別ポイント**

	母斑細胞母斑	悪性黒色腫
発症状態	ほとんどが孤立性	多中心性（点状・斑状の衛星病変）
境界	明瞭・類円形	不明瞭・不整
色調	黒褐色	濃い黒褐色と淡褐色のまだら状
周囲へのにじみ出し	ほとんどない	あり
形状	平坦〜やや隆起	扁平隆起，腫瘤，結節，肉芽状
発育	きわめて遅い	急速
潰瘍形成	なし	ともなうこともある

治療

　一般的には**切除術**が行われ，その予後は良好である．ただし，悪性黒色腫との鑑別が容易であれば経過観察することも多い．なお，切除に際しては，境界母斑や複合母斑から悪性黒色腫に転化することもあるので，**悪性化を考慮して周囲健康組織を含めた切除と病理組織検査を行い，十分な経過観察が必要**である．

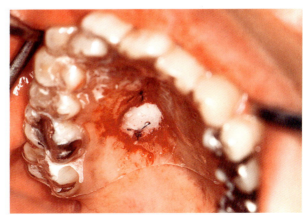

図4　切除後の口腔内写真．周囲の健康粘膜と骨膜を含めて切除し，粘膜欠損部にはコラーゲンの人工真皮を貼付して，保護床で創部をカバーした．

解 説

■母斑とは

母斑とは遺伝ないし胎生的要因に基づいて，生涯のさまざまな時期に発現し，かつきわめて緩慢に発育し，色調あるいは形の異常を主体とする限局性の皮膚病変である．母斑細胞は胎生期の神経堤に由来し，メラノサイトにもシュワン細胞にもなりきれず，分化能力が不十分なまま表皮や真皮に留まったものである．なお，いわゆる"黒子（ほくろ）"は小型（直径1.5cmまで）の母斑細胞母斑で，大部分は後天性で3〜4歳頃から生じ，次第に数や大きさが増加し，20〜30代をピークに（日本人で平均約10個），以後は退色，脂肪組織や線維性組織に置き換わる[1]．一方，ごくまれに口腔粘膜が白い浮腫（スポンジ）状を呈する白色海綿状母斑もある．

■口腔粘膜の色素病変

口腔粘膜の色素性病変の発現頻度については，生理的なメラニン色素沈着症がもっとも多く（36.9%），次いで外来性色素沈着症（35.8%），母斑細胞母斑（13.9%），悪性黒色腫（13.4%）であったとの報告がある[2]．好発部位は，メラニン色素沈着症では歯肉（とくに下顎前歯部の付着歯肉）がもっとも多く，口蓋，口唇や頬粘膜にもみられる．一方，外来性色素沈着症の多くも歯肉に生じ，その原因は歯科用の金属色素の沈着や漏出（メタルタトゥー）によるものがほとんどで，生理的なメラニン沈着より深部に生じる．なお，メラニン色素沈着や外来性色素沈着に対しては，歯科用レーザーによる蒸散，カーボランダムポイントなどの歯科用切削バーによる機械的削除，薬品による歯肉の腐蝕などが行われている．

診断力・対応力UP！ 歯科衛生士もおさえておきたいポイント

■自然に消失する黒色病変もある

口腔粘膜に生じる黒色病変は，表1に示したメラノサイト系母斑やメラニン色素沈着症などの良性病変と悪性腫瘍である悪性黒色腫があり，これらの病変は自然に消失することはない．しかし，自然に消失する黒色病変もある．それが**血腫，いわゆる血まめ**である．とくに，口腔内でときどき見かけるのが頬粘膜を上下の臼歯で咬んで生じる血腫である．多くの場合は自覚症状がないので気付かずに経過し，1〜2週間程度で自然消失する．しかし，患者が偶然鏡を見て気が付いたり，歯科治療中に発見されたりすることも少なくない．

血腫の診断は，まず**「頬粘膜を咬んだ記憶があ**るか」，あるいは**「頬粘膜をよく咬むことがあるか」**を聴取することがポイントとなる．また，視診では大きさ**5〜6mm程度**（大きいとつぶれてしまうことが多い）で**境界が明瞭**，できたばかりであれば**暗赤色〜暗紫色でややドーム状に隆起**した柔らかい腫瘤として認められる．時間が経過したものでは血液が凝固して**茶褐色〜黒色**になり，**平坦化**してくる．また，前述したとおり血腫は自然消失するのでとくに治療の必要はなく，患者に病態を説明して経過観察すればよい．ただし，**しばしばできるようであれば咬合を確認して，咬合調整などが必要**となる．

参考文献

1．清水宏．あたらしい皮膚科学 第2版．第2章 母斑と神経皮膚症候群．東京：中山書店，2011；364-359．

2．鈴木美保．口腔粘膜色素性病変の色彩学的研究．口病誌 2010；72（2）：149-155．

口腔粘膜疾患診断力テスト1

テスト7 「口を開けるときに口角が痛い．薬を塗っても治らない」

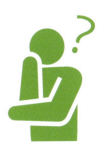

上川善昭

Q 以下の症例で考えられる，診断および治療方針は？

症例の概要

主訴：開口時の痛みをともなう両側の口角びらん，発赤．
患者：20歳代前半の女性．
現病歴：全身性紅斑性狼瘡（全身性エリテマトーデス，SLE）で治療管理中の内科より，両側口角のびらんに対して抗菌薬配合の副腎皮質ホルモン軟膏を処方されたが軽快しないので，紹介されて受診した（図1）．
既往歴：SLEで治療管理中．

全身状態：良好．
服薬：副腎皮質ホルモン剤（プレドニゾロン®錠5mg／日）の内服中．
現症：初診時，両側口角に剥離をともなうびらん，発赤が認められ，開口時の痛みを訴えた．管理中の内科より抗菌薬配合の副腎皮質ホルモン軟膏を処方され，一時的に改善したが症状が反復継続している．顔面には蝶型紅斑を認めた．

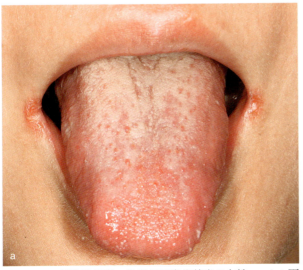
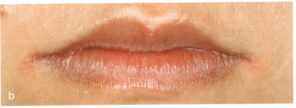
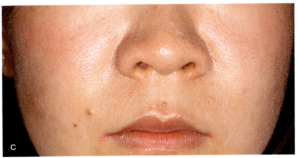

図1 a〜c　初診時写真．患者は20歳代前半の女性．a, b：両側口角に剥離をともなうびらん，発赤および白い舌苔が認められた．c：顔面には蝶型紅斑が認められた．

答は次頁

A

 診断　カンジダ性口角炎

 検査　微生物検査，口角落屑のグラム染色

 治療　抗真菌薬による薬物療法

検査所見

口角落屑のグラム染色でグラム陽性（紫に染色された）仮性菌糸が認められた（図2a）．口角ぬぐい液の培養ではクロモアガー寒天培地（日本B&D製）上に緑色とピンクの集落を形成し，*C. albicans*と*C. glabrata*が同定された（図2b）．

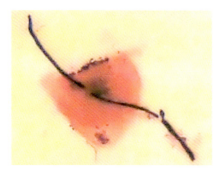
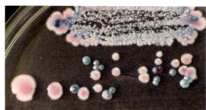

図2a，b　a：口角落屑のグラム染色では仮性菌糸が認められた．b：口角ぬぐい液の培養では*C. albicans*と*C. glabrata*が認められた．

診断のポイント

口角の炎症は感染をともないやすいので感染の原因を探る

口角炎は口角の皮膚や粘膜にびらんが生じて慢性経過する疾患である．口角は解剖学的な特徴として，口腔から唾液が容易に漏出し，皮膚や粘膜が浸軟され微生物（細菌，真菌）による感染が生じやすい．

感染であるのに，びらんや発赤にのみとらわれて副腎皮質ホルモン軟膏の外用療法を行うと，症状は一時的に改善しても反復する．口角炎は細菌感染をともなうことが多く，抗菌薬配合の副腎皮質ホルモン軟膏は口角炎の第一選択薬である．**長期連用など**で奏効しないときは菌交代現象あるいは真菌感染を疑う必要がある．

全身疾患に対して副腎皮質ホルモン薬が長期投与されている症例では易感染性になり，また慢性呼吸器疾患など抗菌薬が長期連用されている症例では菌交代現象が生じ真菌症となる．本症例ではSLEに対して副腎皮質ホルモン薬が長期経口投与され，微生物検査にて真菌が検出同定され抗真菌薬療法を行い改善した．細菌のみ，あるいは真菌と細菌が検出される症例もあるので，検査結果に応じて除菌を行う必要がある．

治療

　真菌(*C. albicans*と*C. glabrata*)が検出されたので，ミコナゾールのゲル剤であるフロリードゲル2％経口用5gを，1本／日(1日4回毎食後と寝る前に口腔内にまんべんなく塗り，口角にも塗布)で7日間(計7本)使用し症状は軽快，以後，再発は認められない(図3 a, b)．

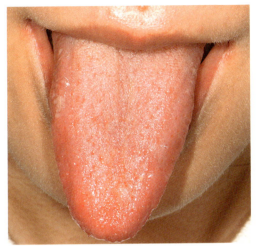
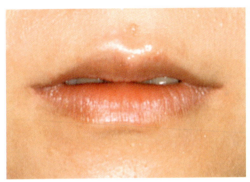

図3　ミコナゾールゲルを口腔内と口角に使用したところ，症状は改善し，再発は認められない．

解説

■難治性となっている原因を探り対処する

　口角炎は口角の皮膚や粘膜にびらんが生じた疾患であるので副腎皮質ホルモン軟膏が第一選択薬であるが，細菌感染をともなう症例では，副腎皮質ホルモン軟膏は奏効せずに症状は増悪する．口角炎では細菌感染をともなうことが多いので，抗菌薬配合の副腎皮質ホルモン軟膏が臨床で多用されているが，長期連用により菌交代現象が生じたり真菌(カンジダ)が原因であったりした場合は奏効せず難治性となる．

■難治性口角炎治療のポイント

　難治性口角炎の治療では，**①微生物検査にて起因菌腫を特定する**．難治性口角炎はカンジダ性で抗真菌薬が奏功することが多い．**②抗真菌薬は口角局所だけではなく口腔内にまんべんなく使用する**．**③全身疾患に由来する口角炎に注意する**．

　口角炎は口腔常在微生物に由来するので，口角局所のみならず口腔内にもまんべんなく使用して除菌しなければ症状は反復する．アムホテリシンBのシロップ剤も適正使用すれば効果があるが，ミコナゾールは細菌の一部にも効果があり，さらにゲル剤は口角に長時間滞留しカンジダに作用するので口角炎によく効く．

■全身疾患にともなう口角炎に注意する

　鉄欠乏性貧血によるPlummer-Vinson症候群，亜鉛欠乏症では口腔粘膜が脆弱となり口内炎や口角炎が多発することがあり，胃切除術の既往例ではビタミンB_{12}の不足により口角炎が反復する．このように全身疾患に由来する口角炎もあるので病歴，既往歴には十分注意する．本症例でもSLEの既往に気づけば診断，治療は容易だった．

歯科医院の診断力・対応力 UP！　臨床で遭遇する口腔粘膜疾患に強くなる本

診断力・対応力UP！　歯科衛生士もおさえておきたいポイント

■口角炎の治療ではどんな薬剤が選択されているか

　口角炎には副腎皮質ホルモン軟膏が処方されることが多いが，奏効せずに困っている患者も多い．患者に身近な歯科衛生士が薬剤選択のポイントと使用法を知り，効果的な治療に導く必要がある．

①副腎皮質ホルモン軟膏が奏効しない口角炎ではカンジダ検査を行う．

　新義歯装着の早期など，大きな開口による感染をともなわない口角炎では，副腎皮質ホルモン軟膏の塗布が適応となる．しかし，口角は解剖学的に湿潤しやすく細菌やカンジダの感染をともなうことが多いので，副腎皮質ホルモン軟膏の塗布では一時的に軽快するものの症状は再燃する．塗布を続行すると，びらんから潰瘍へ，さらには角化，肥厚へと進展する．副腎皮質ホルモン軟膏が奏効しない口角炎では，カンジダ検査を行い，カンジダ陽性なら抗真菌薬を使用する．

②カンジダ陰性症例では抗菌薬配合の副腎皮質ホルモン軟膏が奏効する．

　テラ・コートリル®軟膏（ジョンソン・エンド・ジョンソン）を改善するまでの数日間，1日数回患部に米粒大塗布するとよい．

③カンジダ陽性症例では抗真菌薬が奏効する．

　抗真菌薬はフロリードゲル2％経口用が局所への滞留性が優れ，さらに抗真菌効果のみならずグラム陽性球菌にも効果を表すので効果が高い．**感染の原因微生物は口腔内に起因するので，口角のみならず口腔内にもまんべんなく適応する必要がある．5g製剤では1日1本（毎食後と寝る前の1日4回）で合計数本の処方が必要だが，20g製剤（昭和薬品化工）では1～2本でよい．併用禁忌薬があるので注意が必要である．**

④カンジダ検査を行わない場合の治療法．

　テラ・コートリル®軟膏を第一選択とする．数日塗布しても改善しない症例や一時的に改善しても再燃する症例ではフロリードゲル1％経口用を選択する．

参考文献

1．Scully C, el-Kabir M, Samaranayake LP. Candida and oral candidosis：a review. Crit Rev Oral Biol Med 1994；5（2）：125-157.

2．上川善昭，永山知宏，坂元亮一，川崎清嗣，新田哲也，杉原一正．IX-8 口腔カンジダ症．In：日本臨床分子形態学会・編．病気の分子形態学．東京：学際企画，2011；280-283.

3．上川善昭・編著．生田図南，津島克正，福重真佐子・著．チェアーサイドの口腔カンジダ症ガイドブック．東京：デンタルダイヤモンド社，2013.

4．上川善昭．第2章　3口腔カンジダ症．In：杉原一正，岩渕博史・監修．口腔の緩和医療・緩和ケア—がん患者・非がん疾患患者と向き合う　診断・治療・ケアの実際—．京都：永末書店，2014.

口腔粘膜疾患診断力テスト1

テスト8「発熱があり，歯肉が腫れて痛い」

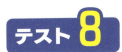
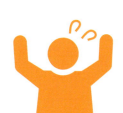
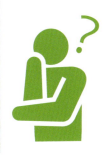

神部芳則

Q 以下の症例で考えられる，診断および治療方針は？

症例の概要

主訴：歯肉の腫れ，痛み．
患者：69歳，男性．身長163cm，体重64kg．
現病歴：約2か月前に皮疹が生じて近くの皮膚科を受診したが原因は不明．1か月前に高血圧症のため通院している内科で血液検査を行い，軽度の貧血を指摘された．2週間前には大腸ポリープの経過観察のため消化器内科を受診し，血液検査で白血球数の増加を指摘された．その後，とくに異常はなかったが，2，3日前から急な発熱を生じ，さらに下顎歯肉の痛みをともなうようになり当科を受診した．
既往歴：大腸ポリープ（43歳），脳梗塞の疑い（65歳），高血圧症（68歳）．

家族歴：父親・胃癌，兄・悪性リンパ腫．
全身状態：38℃台の発熱のため倦怠感を訴えていた．眼瞼結膜は軽度貧血，顔貌は左右対称，顔面皮膚に発赤や腫脹なし．顎下および頸部リンパ節に圧痛や腫脹なし．
服薬：ブロチゾラム®錠，オルメテック®錠，バイアスピリン®錠，セフゾン®カプセル，ロキソプロフェン®錠，レバミピド®錠．
現症：全顎的に歯肉が浮腫性に腫脹し，辺縁部では発赤が強く，さらに歯間乳頭部では一部壊死をともなっていた．8は動揺が著しく，全体的に口腔内の清掃状態も不良であった．

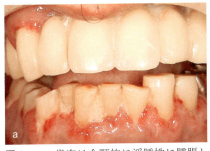
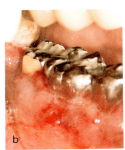
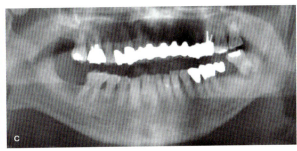

図1 a：歯肉は全顎的に浮腫性に腫脹し，辺縁歯肉で発赤が強く，一部では壊死をともなっていた．b：8は動揺が著しく，周囲の歯肉は肉芽状に腫脹していた（ミラー像）．c：パノラマエックス線写真では，8は周囲の歯槽骨の吸収が著しく，浮遊歯の状態であった．その他の部位では軽度の水平的歯槽骨吸収像を認めた．

答は次頁

A

臨床診断: 血液疾患（白血病など）による壊死性潰瘍性歯肉炎

確定診断: 急性骨髄性白血病，白血病細胞の歯肉浸潤

治療: 血液科にて癌化学療法

診断のポイント

　発熱や眼瞼結膜の貧血，歯肉の異常が全顎におよぶなどの症状から全身疾患，とくに血液疾患との関連が強く疑われる．

　全顎にわたり歯肉が浮腫性に腫脹し，辺縁歯肉は発赤が強く肉芽状を呈している．歯間乳頭では一部の歯肉が白色を呈し壊死していることから**免疫機能の低下**が示唆される．このような所見は**通常みられる歯周病とは明らかに異なった所見**である．ただちに**血液検査**を行う必要があり，そのような対応が可能な総合病院，あるいは大学病院などに紹介する．

血液検査の結果

　白血球数が異常に増加し，ヘモグロビンの低下，血小板数の減少がみられた（表1）．また，通常はみられない芽球，骨髄球が末梢血液像で認められた．CRP値が上昇しており，炎症反応が示された．

表1　**血液検査の結果．**

血液一般		末梢血液像		生化学	
白血球数	48.5×10³/μL	芽球	63.4%	CRP	16.53mg/dL
赤血球数	225×10⁴/μL	前骨髄球	0.6%	総蛋白	7.9g/dL
ヘモグロビン	7.1g/dL	骨髄球	7.4%	アルブミン	3.3g/dL
ヘマトクリット	21.8%	後骨髄球	1.2%	尿素窒素	10mg/dL
血小板数	6.7×10⁴/μL	桿状核好中球	11.4%	クレアチニン	0.59mg/dL
網状赤血球数	1.9%	分葉核好中球	4.6%	総ビリルビン	0.32mg/dL
		好酸球	＋	GOT	14U/L
		単球	5.6%	GPT	8 U/L
		リンパ球	5.8%		
		赤芽球	5.0%		

治療

　血液検査の結果，**末梢血に芽球を認めたため**急性白血病を疑い，当院血液科に紹介した．急性骨髄性白血病の診断で緊急入院，全身の精査，癌化学療法が予定された．癌化学療法を行うにあたり，感染源になりうる⌐8の抜歯を行い，口腔衛生指導を開始した．⌐8の抜歯の際に周囲歯肉を一部切除し，病理組織学的に検査したところ白血病細胞の浸潤像を認めた．癌化学療法中も口腔内に感染源を作らないように，また，口腔カンジダ症などの発症を予防する目的で口腔衛生管理を定期的に継続した．血液所見の改善にともない歯肉の状態も改善した．

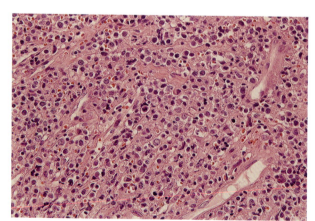

図2　白血病細胞の浸潤を認める．

急性白血病による口腔病変

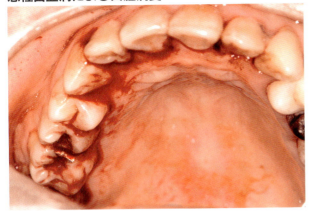

図3　上顎右側歯肉からの出血．

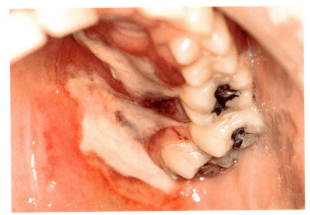

図4　口蓋左側に生じた歯肉壊死．

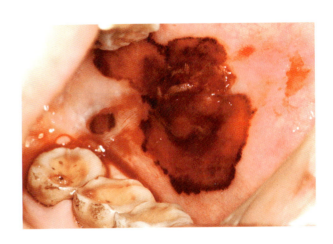

図5　下顎左側臼歯部の歯肉出血および頬粘膜の出血斑．

解説

　口腔内には全身疾患に関連したさまざまな病変が生じる．そのなかでももっとも注意が必要な病変の1つが血液疾患である．本症例のように，**急性白血病では口腔に初発症状が発症することは稀ではない**．その多くは**歯肉出血や歯肉・口腔粘膜の壊死，出血斑，歯肉腫脹など**である．病型によって症状は多少異なり，**急性骨髄性白血病では歯肉の壊死や歯肉腫脹が，急性リンパ性白血病では歯肉出血が多い**．急性前骨髄性白血病でも歯肉出血が多いがほとんどの場合DICを合併しているため，対応には緊急を要する．口腔内の症状に加えて，全身状態にもつねに気を配る習慣が大切である．

　癌化学療法薬などの医薬品や再生医学などの医療技術の発展にともない，白血病の治療技術も向上しているものの，早期の発見，診断が重要であることに変わりはない．

診断力・対応力UP！ 歯科衛生士もおさえておきたいポイント

■血液疾患による出血を見逃さないポイント

①一時的な出血か持続的な出血か

歯肉出血や歯肉の腫れを主訴に歯科医院を受診する患者は比較的多い．外傷を除いて歯肉出血の出血部位は歯周ポケットである．通常は出血の部位や出血の状態を詳細に診察し，歯周基本検査やエックス線写真の撮影を行い，歯周病の進行状態と歯槽骨の吸収状態を評価する．一般にはブラッシング時の出血が多く，歯科を受診したときには止血していることがほとんであるが，**持続的な出血を認めるときは血液凝固系の異常が疑われる．**

②出血部位と止血可能かを確認

出血の部位を正確に確認することが基本である．歯周病が原因の場合は1〜2歯の限局した出血で，ガーゼなどを使用し圧迫すると容易に止血する．しかし，血液疾患による出血の場合は，**出血部位が広範囲にわたり止血が困難なことが多い．** とくに，急性白血病などでは，抜歯後出血や歯肉出血が初発症状となることもある．

一般に，血小板異常の場合には血餅の形成が悪く，**じわじわとした出血が持続**し，凝固因子異常の場合は圧迫により**一時的に止血が得られても血餅内部あるいは周囲からあふれるように出血**する．

また，血小板異常では口腔粘膜に**出血斑**を，再生不良性貧血や白血病では**歯肉壊死**を合併することがある．

血液疾患などの全身疾患の関連が疑われる場合は**ただちに歯科医師に報告**する．

■歯肉出血をきたす主な血液疾患

歯肉出血をきたす主な血液疾患には，次のようなものがある．

特発性血小板減少性紫斑病：口腔粘膜に多発する点状〜斑状出血斑を認める．

血友病・その他の血液凝固異常：持続する歯肉出血，口腔粘膜下出血．白血病，再生不良性貧血，von Willebrand病，第Ⅴ因子欠乏症，第Ⅹ因子欠乏症，無フィブリノーゲン血症，慢性DICなど．

再生不良性貧血

白血病：口腔内症状は多彩で発熱などにともなう口腔粘膜の潰瘍，壊死，歯肉腫脹，歯肉出血などである．特徴的なのは急性骨髄性白血病（AML）における歯肉腫脹である．口腔清掃状況が不良な場合には顕著となる．歯間乳頭部（歯と歯の間の）歯肉を中心として歯肉が腫脹し，しばしば出血をともなう．

歯肉出血への対応

1 出血部位を明確にする．口腔内に血液が溜まっていたり，血餅が付着している場合はガーゼや綿球で拭いとる．

2 粘膜の異常がないか観察する．歯肉の壊死，歯肉腫脹や出血斑などの有無に注意する．

3 粘膜病変をともなう場合や圧迫による止血が困難な場合は血液検査を行う．

4 血液検査の結果に基づいて血液学的な対応を行うと同時に歯周包帯材（サージカルパック®，コーパック®）や止血シーネを用いて出血部位を圧迫する．

口腔粘膜疾患診断力テスト1

テスト9 「舌にできた潰瘍が治らない」

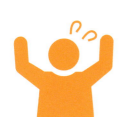
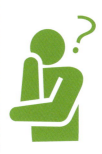

山本一彦

Q 以下の症例で考えられる，診断および治療方針は？

症例の概要

主訴：左側舌縁部の難治性潰瘍
患者：91歳，男性．
現病歴：1か月程前から左側舌縁部に潰瘍を生じ，通院中の内科医院でアフタゾロン®口腔用軟膏，アフタッチ®口腔用貼付剤を処方され塗布／貼付するも改善なく，当科に紹介となった．
既往歴：高血圧症，虚血性心不全，前立腺肥大．
服用薬剤：シグマート®錠，ノイキノン®錠，コメリアン®コーワ錠，ユリーフ®錠，エピプロスタット®配合錠DB，ラジレス®錠，アジャストAコーワ錠，ハイボン®錠，ニトロダーム®TTS®．
現症：顔貌は左右対象で，顎下リンパ節の腫脹はみられなかった．左側舌縁部に12×9mm大の潰瘍を認めた（図1）．有痛性であったが周囲に硬結は認めなかった．口腔内他部位の粘膜や皮膚にはとくに異常はみられなかった．歯や義歯による刺激は明らかでなく，舌の運動障害や知覚異常はみられなかった．

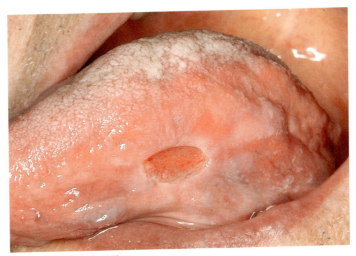

図1　初診時臨床所見．

答は次頁

歯科医院の診断力・対応力UP！　臨床で遭遇する口腔粘膜疾患に強くなる本

A

診断 ニコランジルによる舌潰瘍の疑い

治療 ニコランジルの中止と他剤への変更

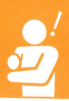

診断のポイント

　比較的大きな孤立性の難治性潰瘍であり，アフタ，褥瘡性潰瘍，癌などとの鑑別が必要である．臨床においてしばしばみられるアフタとしては大きく，罹病期間が長い．ベーチェット病を疑う所見はみられない．歯や義歯，習癖による持続的な刺激がみられないことから，褥瘡性潰瘍は否定的である．潰瘍の性状や周囲に硬結がみられないことから，癌を強く示唆する所見ではない．本症例では**狭心症**に対して**ニコランジル（シグマート®錠）**を服用していたことより**ニコランジルによる潰瘍**が疑われた．

治療

　局所療法では治癒は期待できない．ニコランジルを中止し，他の薬剤に変更する必要がある．ニコランジルによる潰瘍であれば，内服を中止することにより自然治癒が期待できる．そこで紹介元の内科医に対診し，ニコランジルの中止，変更を依頼することとした．

　ニコランジルを中止してもらったところ，中止後2週では潰瘍に著変はみられないが（図2），中止後4週頃から改善傾向を示し，中止後6週頃には著明に縮小した（図3）．9週で潰瘍はほぼ消失してわずかに痕跡を認めるのみとなり（図4），中止後14週では完全に消失していた（図5）．初診後6か月まで経過観察を行ったが再燃はみられなかった．

　本症例ではニコランジルの中止により潰瘍の消失がみられたため，ニコランジルによる潰瘍と診断した．**潰瘍の増悪や悪性を疑う所見がみられるように**

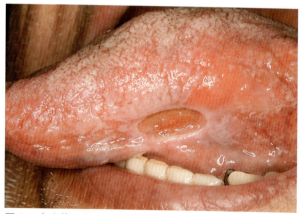

図2　中止後2週．潰瘍に著変はみられない．

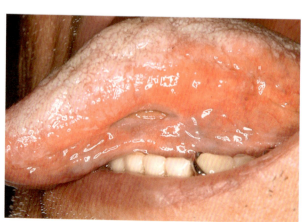

図3　中止後6週．潰瘍は著明に縮小している．

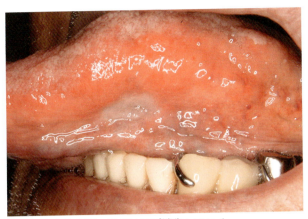
図4　中止後9週．潰瘍はほぼ消失している．

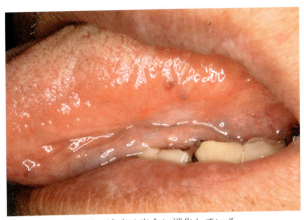
図5　中止後14週．潰瘍は完全に消失している．

なった場合には，**生検を考慮する必要がある**ことを念頭においておくべきである．診断をより確実にするためには，ニコランジル内服中止による潰瘍の消失後，再投与による潰瘍の再燃を確認する必要があるが，患者にとってメリットはなく現実的ではない．

本症例では施行していないが，同病変に対して生検を行ったという報告によると，**病理組織学的にニコランジルによる潰瘍に特徴的な所見は認められない**とのことである．

解説

ニコランジルは日本で開発され，30年にわたって世界中で使用されている狭心症に対する経口治療薬である．ニコランジルによる口腔潰瘍は1997年にフランスで初めて報告され，その後ヨーロッパの国々で報告されるようになった．本邦においては2001年にはじめて報告がなされ，その後も報告が散見される[1]．

ニコランジルによる潰瘍は，口腔のみならず口腔から肛門に至るまでの消化管でみられ，重篤な例では消化管の穿孔を引き起こすこともある[2]．口腔潰瘍の発生率はおよそ0.2%とされている[3]．75歳以上の高齢者，高用量（≧30mg/日）のニコランジル，長期間の投与，アフタの既往，局所刺激などが背景因子として考えられている．

ニコランジルによる潰瘍の発生機序は明らかではなく，盗血現象，局所毒性，過敏反応，創傷の治癒遅延などが考えられているが，ニコランジルの代謝により過剰なnicotinic acidとnicotinamideが組織に蓄積することが原因であるという説が有力である[3,4]．治療はニコランジルの中止（あるいは減量）で，およそ4週（2～16週）で治癒すると報告されている[3,4]．ステロイドの局所的，全身的投与では効果はみられない[3]．

診断力・対応力UP！　歯科衛生士もおさえておきたいポイント

■注意が必要なびらんや潰瘍を見逃さない

　口腔粘膜のびらんや潰瘍は日常よく遭遇する病変である．もっとも頻度が高い病変は，いわゆる口内炎，アフタである．その他，咬傷，褥瘡性潰瘍などの外傷性の病変，水疱が破れた後のびらんもしばしばみられる．口腔内に多発性にみられた場合は何らかの粘膜疾患やウイルス感染などが疑われる．

長期間改善しないびらん・潰瘍は要注意

　通常，びらんや潰瘍は２週間程度で改善することが多いが，**長期間にわたって改善がみられない病変には注意が必要**である．口腔粘膜のびらんや潰瘍を呈する病変のなかで見逃してはならないのが**悪性腫瘍**である．悪性腫瘍の潰瘍は，**表面が粗造で顆粒状を呈している**，**周囲に硬結がみられる**，などの特徴を有しており，典型的な病変では診断はそれほど難しくはない．しかし，本症例のように潰瘍が長期間改善せず，悪性腫瘍の特徴に乏しい場合は診断に苦慮することがある．

　このような病変のひとつとして**薬剤による口腔粘膜の潰瘍**がある．ニコランジルによるものが代表的であるが，**その他の薬剤によっても生じうることを念頭に置いておく必要がある**．

参考文献

1．Yamamoto K, Matsusue Y, Horita S, Minamiguchi M, Komatsu Y, Kirita T. Nicorandil-induced oral ulceration：reports of 3 cases and review of the Japanese literature. Oral Surg Oral Med Oral Pathol Oral Radiol Endod 2011；112（6）：754-759.

2．Lee CC, Chang SS, Lee SH, Chen YS, Hsu WT, Gabriel Lee MT. Use of nicorandil is associated with increased risk for gastrointestinal ulceration and perforation - A nationally representative population-based study. Sci Rep 2015；5：11495.

3．Pisano U, Deosaran J, Leslie SJ, Rushworth GF, Stewart D, Ford I, Watson AJM. Nicorandil, gastrointestinal adverse drug reactions and ulcerations：a systematic review. Adv Ther 2016；33（3）：320-344.

4．Trechot P, Jouzeau J-Y, Brouillard C, Scala-Bertola J, Petitpain N, Cury J-F, Gauchotte G, Schmutz J-L, Barbaud A. Role of nicotinic acid and nicotinamide in nicorandil-induced ulcerations：from hypothesis to demonstration. Int Wound J 2015；12（5）：527-530.

口腔粘膜疾患診断力テスト1

テスト10 「下唇が腫れていて，ぴりぴり痛む」

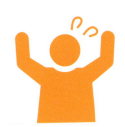
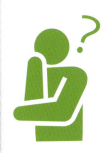

小澤重幸

Q 以下の症例で考えられる，診断および治療方針は？

症例の概要

主訴：下唇が腫れていて，ぴりぴり痛む．
患者：28歳，女性．
現病歴：昨日から下唇周囲にかゆみをともなった灼熱感があり，鏡で確認すると水疱が形成されていた．その後，掻痒感のため掻いたところ，水疱が破れぴりぴり痛むようになった．1年前より同様の症状に気づいていたが，1～2週間程度で自然治癒するため放置していたという．精査および治療目的で当院に来院することとなった．
既往歴：アレルギーを含め特記事項なし．

生活環境：3日前に試験勉強で2日ほど徹夜したとのこと．頭頸部領域に使用している薬品（歯磨剤や洗顔剤など）に変更はない．
全身状態：体温36.9°，血圧，脈拍，呼吸に異常はなかった．悪習癖はない．
現症：口唇周囲に水疱やびらん，痂疲を認めるが，口腔粘膜に異常は認めず，全体的に健常色を呈していた．掻痒感や灼熱感は両側性であった．体が疲れると発症し，再発頻度は2回／年程度であった．口腔衛生状態は良好で，すべて健全歯である．

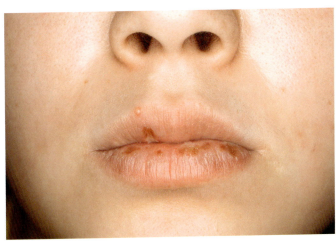

図1　初診時の写真．

答は次頁

A

診断　口唇ヘルペス

治療　ビダラビン軟膏塗布およびバラシクロビル塩酸塩内服

診断のポイント

　口唇に水疱，びらん，鱗屑，痂疲を生じる疾患として，①**単純ヘルペスウイルスや水痘・帯状疱疹ウイルスの感染症**，②**口腔カンジダ症**，③**接触性口唇炎**，④**アトピー性皮膚炎**，⑤**剥脱性口唇炎**，⑥**光線口唇炎**などが挙げられる．口唇ヘルペスは，**単純ヘルペスウイルス感染の再発（初感染時はヘルペス性歯肉口内炎である）でみられる疾患**である．臨床症状は，口唇粘膜から周囲皮膚に**掻痒感**や**灼熱感**などの前駆症状が出現し，その数時間後に同部皮膚に**小水疱**を形成，その後，破れて**びらん**となり**痂疲**となる．口唇ヘルペス発症の誘因としては，**疲労**，**紫外線暴露**，**有熱疾患**，**歯科治療や口腔外科処置**が挙げられる．

　本症例を口唇ヘルペスと診断した根拠は，①来院の前日に下唇周囲に灼熱感があったこと，②写真に示すよう口唇周囲に水疱，びらん，痂疲を認めること（図2），③発症原因として疲労が考えられたことである．口唇ヘルペスと鑑別診断を要する疾患については解説で述べる．

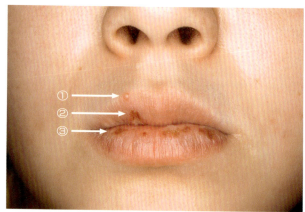

図2　①水疱，②びらん，③痂疲．

治療

　口唇ヘルペスはヘルペス性歯肉口内炎の再発で生じる疾患であるが，症状は比較的軽く，**治療は抗ウイルス薬の塗布もしくは内服投与**である．口唇ヘルペスに対して抗ウイルス薬の投与は**早く行う**ことが理想的であり，灼熱感や掻痒感などの**前駆症状発症時に抗ウイルス薬を投与**すると症状はただちに改善し，水疱形成に至らないことが多い．

　しかしながら，病状の進行は早く（前駆症状発症時から水疱形成に至るまでは半日程度），早急な抗ウイルス薬の投与が困難なことがある．筆者は本症例に対して，ビダラビン軟膏（1日4回口唇に塗布，図3），およびバラシクロビル塩酸塩（1回500mgを1日2回内服，図4）を処方した．また，**水疱の内容液は感染性がある**ため，掻痒感があったとしても触らないように説明した．

　口唇ヘルペスの治療に使用される薬剤を以下に示す．

1）軟膏

アシクロビル：ゾビラックス®軟膏5％，クリーム5％（グラクソ・スミスクライン），アシクロビル軟膏5％，クリーム5％（各社），エアーナース軟膏5％，クリーム5％（各社）．

ビダラビン：アラセナ－A軟膏3％，クリーム3％（持田製薬），ビダラビン軟膏3％，クリーム3％（各社）．

2）内服薬

アシクロビル：ゾビラックス®顆粒40％（グラクソ・スミスクライン），アシクロビル顆粒40％（各社），ゾビラックス®錠200mg，400mg（グラクソ・スミスクライン）．

バラシクロビル塩酸塩：バルトレックス®顆粒50％，錠500mg（グラクソ・スミスクライン），バラシクロビル顆粒50％，錠500mg（各社）．

ファムシクロビル：ファムシクロビル錠250mg，500mg（各社），ファムビル®錠250mg（旭化成ファーマ）．

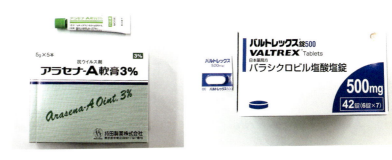

図3　ビダラビン軟膏．
図4　バラシクロビル塩酸塩．

💡 解説

口唇ヘルペスは，口唇周囲に水疱，びらん，痂疲を順に形成し，1週間程度で治癒する疾患である．口唇ヘルペスと鑑別診断が必要となる代表的な疾患を以下に示す．

①帯状疱疹

水痘・帯状疱疹ウイルスの再活性化によって発症し，特定の神経領域に神経痛や多発した小水疱が認められる．その後水疱は，びらん，痂疲の経過をたどり，3〜4週間程度で治癒する．神経麻痺や内耳神経の症状などを併発するとHunt症候群と呼ばれる．

②口腔カンジダ症（カンジダ性口角炎）

グラム陽性真菌であるカンジダの感染によって発症．免疫能低下や口腔乾燥症など，カンジダの発育に適した状態で発症し，口唇（主に口角）に，びらんや亀裂を生じる．

③接触性口唇炎

原因物質（歯磨剤や洗口剤，歯科材料，薬剤，化粧品など）との接触によって発症する遅延型アレルギーと考えられており，口唇に発赤，腫脹，水疱，鱗屑，痂疲が生じる．

④アトピー性口唇炎

アトピー性皮膚炎が口唇に生じた状態であり，口唇に乾燥，亀裂，水疱，鱗屑，痂疲を生じる．

⑤剥脱性口唇炎

原因不明であり，口唇が極度に乾燥し，鱗屑，びらん，痂疲を形成する．

⑥光線口唇炎

紫外線暴露により誘発および悪化し，臨床症状は剥脱性口唇炎と一致する．

診断力・対応力UP！　歯科衛生士もおさえておきたいポイント

■スタンダードプレコーションの重要性

現在，感染症の伝搬（患者と医療者，患者と患者）を低減する目的で，**スタンダードプレコーション（標準予防策）**が提唱されている．スタンダードプレコーションでは，**感染症を有する患者であろうとなかろうと，すべての患者の体液，血液，分泌物（汗のみ除く），排泄物，粘膜，そして損傷した皮膚に感染性があると考える**．よって，すべての

患者に対して同様の感染予防策(具体的には，頻回な手洗いや適切な感染防護具〔手袋，マスク，ゴーグル，エプロンなど〕の使用，図5)を実施しなければならない．

本症例患者が発症している口唇ヘルペスは，**感染力が強く，水疱の内容物は皮膚や角膜などに対しても感染性を有する**．歯科医療従事者のなかには素手で診察や治療を行う者もおり，ヘルペス性ひょう疽(指のささくれなどから単純ヘルペスが皮膚に感染する疾患)を好発する職業に歯科医療従事者が挙げられている．近年，グローブの普及にともない，患者の口腔内を素手で触る歯科医療従事者は減ったものの，**グローブ表面には単純ヘルペスをはじめとした感染性微生物が付着していること**を忘れてはならない．患者と接触したグローブを装着したまま，①他の患者，②ペンやキーボード(図6)，③ドアノブなどに触れると，手袋を介して感染性微生物が伝搬する．診察中に手袋で触れるユニット(スイッチや照明など)は，可能な限りラップ等で覆い(図7)，診察終了とともに破棄すると衛生的である．

また，歯科治療は飛散処置が多く，**眼球へ感染性微生物が暴露する機会が多い**．単純ヘルペスウイルスが角膜に感染すると，ヘルペス性角膜炎を発症し，失明する危険性がある．スケーリング施行時や歯科処置の介助を行っている際は，ゴーグルなどの個人防護具を装着し感染予防に取り組むべきである．

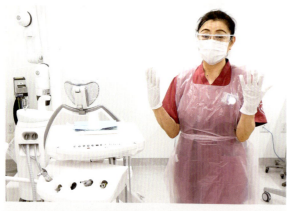

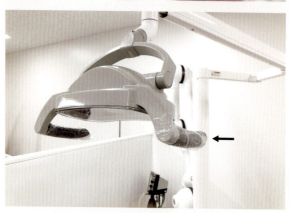

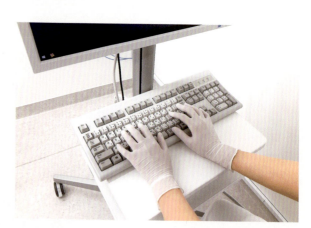

図5 ｜ 図6
図7 ｜

図5 個人防護具の装着例(ゴーグル，マスク，グローブ，エプロン)．
図6 手袋を介した病原性微生物の伝搬の可能性．
図7 照明ノブをラップで覆い，患者ごとに張り替えを行う．

参考文献
1. 白砂兼光，古郷幹彦(編著)．口腔外科学 第3版．東京：医歯薬出版，2010．
2. 西山茂夫．口腔粘膜疾患アトラス．東京：文光堂，1982．
3. 新版 日本歯科薬物療法学会(編)．日本歯科用医薬品集．京都：永末書店，2015．

口腔粘膜疾患診断力テスト1

テスト11 「舌が痛くて食べられない」

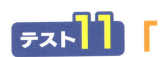
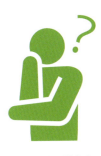

岩渕博史

Q 以下の症例で考えられる，診断および治療方針は？

症例の概要

主訴：舌の荒れ，疼痛．
患者：43歳，女性．
現病歴：3か月前より舌に荒れと違和感を自覚していたが，食事の問題がなかったので様子をみていた．しかし，徐々に舌に発赤がみられるようなり，疼痛も強くなってきたため来院した．3か月前より頭痛や倦怠感（だるさ），疲れやすさ，食欲不振などの症状が認められていたという．

約1か月前より食事時に舌が醤油や香辛料にしみるようになった．以前からよくできていた口内炎と症状が似ていたので，市販のビタミン薬を1週間服用したが，舌の疼痛には変化がなかった．2週間ぐらい前より食事の味がわかりにくくなり，食べ物を飲み込む際に疼痛を自覚するようになった．

既往歴：子宮筋腫を指摘されており，不正出血や生理時の出血過多が以前より認められていた．

全身状態：良好だが顔面は蒼白で，易疲労感を訴えていた．また，指の爪が上向きに反り返っていた．経口摂取は嚥下痛のため困難であった．

現症：意識は鮮明で体温36.5度，血圧，心拍数，呼吸には異常なかった．左右に口角炎を認め，舌乳頭は委縮し表面はつるっとした状態で，発赤していた（図1）．刺激物により舌に疼痛が誘発され，強い嚥下痛を認めた．他に口腔粘膜には偽膜や白苔，発赤や出血はみられない．

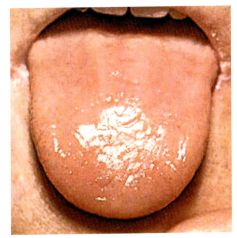

図1　平滑舌および舌の発赤がみられる．

答は次頁

A 診断：Plummer-Vinson症候群（鉄欠乏性貧血）
治療：鉄剤の投与による薬物療法．貧血の原因を精査するため，医科医療機関へ紹介．

診断のポイント

舌乳頭が委縮する疾患としては，**鉄欠乏性貧血にともなうPlummer-Vinson症候群，ビタミンB₁₂または葉酸欠乏にともなうHunter舌炎，口腔カンジダ症，口腔乾燥症（シェーグレン症候群）が考えられる**（図3～6参照）．いずれの疾患も舌の糸状乳頭と茸状乳頭が委縮することにともない，平滑舌を生じる．Plummer-Vinson症候群とHunter舌炎はともに類似した口腔内の臨床症状を示す．**平滑舌，舌の発赤や疼痛はいずれの疾患においても認められる**が，Plummer-Vinson症候群では食道粘膜の萎縮にともなう**嚥下痛や嚥下障害，スプーン（匙）状爪**（図2）が特徴的な臨床症状である．口腔カンジダ症では舌のみに発赤がみられることは珍しく，**口蓋粘膜や頬粘膜にも発赤や白苔がみられる**ことが多い．口腔乾燥症（シェーグレン症候群）では唾液の分泌が減少しているため，**すべての口腔粘膜に乾燥**がみられる．ただし，口腔乾燥症（シェーグレン症候群）に口腔カンジダ症が合併していることは多い．臨床検査では，Plummer-Vinson症候群は小球性低色素性貧血を示し，血清鉄と血清フェリチンの低下がみられる．Hunter舌炎では血清ビタミンB₁₂が低値を示す．

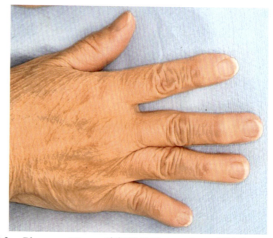

図2　Plummer-Vinson症候群患者のスプーン（匙）状爪．

治療

まずは**正確に原因を精査**する必要がある．前述したごとく，**類似した口腔症状を有する疾患を鑑別する**ことが必要である．鉄欠乏性貧血が原因である場合，治療は基本的には鉄剤の投与を行う．造血臓器に作用して血液形成を促す薬剤が，貧血症の治療に用いられる．また，鉄剤は原則として経口鉄剤を用い，経口投与が困難な場合や鉄の腸管吸収が悪い場合に非経口鉄剤を投与する．鉄剤には経口クエン酸第一鉄ナトリウム「インクレミン®」，フマル酸第一鉄「フェルム®」，溶性ピロリン酸第二鉄「インクレミン®」，硫酸鉄「テツクールS®」「フェロ・グラデュメット®」，注射含糖酸化鉄「フェジン®」，コンドロイチン硫酸・鉄コロイド「ブルタール®」などがある．

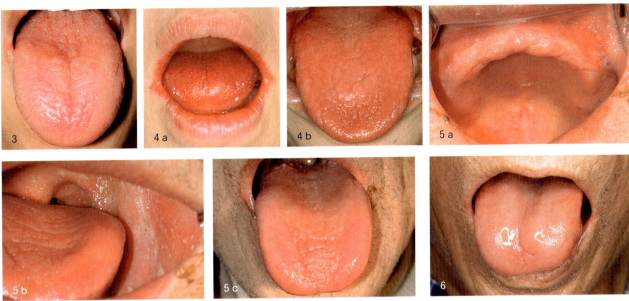

図3　口腔乾燥症患者．舌の強い乾燥と舌乳頭の委縮がみられる．
図4a, b　シェーグレン症候群＋口腔カンジダ症．左右の口角炎と発赤した平滑舌（赤平舌）がみられる．
図5a〜c　口腔カンジダ症．平滑舌以外にも口蓋粘膜に発赤や頬粘膜に白苔がみられる．
図6　Hunter舌炎．胃癌術後の患者．舌乳頭の委縮による平滑舌が認められる．

解説

■貧血とは

貧血とは赤血球の減少により，血液単位容積中のヘモグロビン濃度が絶対的に減少した状態である．一般的に，ヘモグロビンが男子で13.0g/dL以下，女子で12.0g/dL以下で貧血とされている．症状は血液の酸素運搬能が低下し，多臓器・組織が低酸素状態ないしこれを代償しようとするために生じるもので，皮膚蒼白，微熱，頻脈，労作時息切れ，倦怠感，頭痛，耳鳴り，めまい，失神，狭心症発作などがある．

■口腔内に症状が現れる貧血

貧血の原因には赤血球産生の低下と，破壊・喪失の亢進がある．口腔内に症状を表す代表的な貧血には，赤血球産生の低下が原因である鉄欠乏性貧血と悪性貧血がある．鉄欠乏性貧血では舌の表面の糸状乳頭や茸状乳頭が著しく萎縮し，舌の表面が平滑になる平滑舌を示す．口角炎や口腔乾燥症をともなうこともある．また，食道粘膜の萎縮をともない，嚥下痛や嚥下障害を生じた状態をPlummer-Vinson症候群と呼ぶ．鉄欠乏性貧血の原因は体内の鉄の不足によりヘモグロビン合成が障害されることにより生じる小球性低色素性貧血で，貧血中もっとも多い．治療には鉄剤の内服投与を行う．悪性貧血では舌尖部の灼熱感や痛みをともなう舌の赤色病変（赤平舌）がみられ，この状態をHunter舌炎という．悪性貧血は，ビタミンB_{12}欠乏により生じる大球性正色素性貧血である．ビタミンB_{12}は胃壁細胞から分泌される内因子と結合して腸で吸収される．自己免疫反応による慢性萎縮性胃炎がもとで内因子の欠損が生じると，回腸末端から吸収されるビタミンB_{12}が欠乏する．また，胃切除がもとで内因子の分泌欠乏が生じた場合でもビタミンB_{12}が欠乏する．治療はビタミンB_{12}の静脈内投与を行う．

診断力・対応力UP！ 歯科衛生士もおさえておきたいポイント

■まずは十分な問診を

舌乳頭が萎縮してツルンとした赤い舌を見かけたらPlummer-Vinson症候群やHunter舌炎などの貧血を疑う必要がある．しかし，歯科医院で即座に血液検査をすることは困難な場合が多い．そのため，**十分な問診**を行うことにより，ある程度の目処を立てることが重要である．

まずは口腔乾燥症や口腔カンジダ症と鑑別する必要がある（口腔乾燥症や口腔カンジダ症の項を参照）．次に，貧血の所見がないか全身の観察を行う．**顔色や眼瞼結膜が蒼白でないか，スプーン状爪がみられないか**確認する．また，問診により貧血症状の有無や原因をみつけるためのヒントを探すことになる．

鉄欠乏性貧血は女性に多く，不正出血，子宮筋腫が原因であることが多い．男性や閉経後の女性では消化管出血がほとんどであり，悪性腫瘍や胃潰瘍などを疑う必要がある．ただし，胃がんの手術などで胃の切除を行った患者では，ビタミンB_{12}の吸収障害によるHunter舌炎が発生する．患者によっては，立ち眩みなどがないため貧血を自覚していない場合がある．

■貧血の他の症状

他の貧血の症状としては，易疲労感，動悸，耳鳴り，食欲低下がある．Plummer-Vinson症候群では，舌の症状以外に口角炎，食道粘膜の萎縮にともなう嚥下痛や嚥下障害がみられる．また，異食症（異常な量の氷を食べてしまう氷食症など）がみられるとされる．

■Hunter舌炎

Hunter舌炎の患者は，舌の痛みにより十分な口腔清掃ができないことがある．**刺激を避け，歯磨剤の使用は避けたほうがよい**．副腎皮質ステロイド軟膏を舌や口角炎部に塗布していることも多いので，聴取したほうがよい．**ステロイドの効果は期待できない**．食事やサプリメントでの改善は困難であるため，**専門医の受診を勧める**．貧血が改善されれば舌の症状は速やかに改善するが，それまでは刺激物の少ない食事を摂取するように指導する．熱いもの塩や酢は控え，だしで味を調えるように指導する．

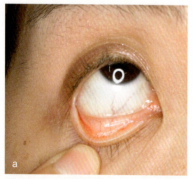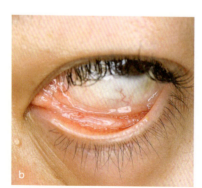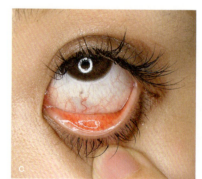

図7 a〜c　眼瞼結膜．a, b：貧血患者では白っぽく見える．c：健常者では赤っぽく見える．

口腔粘膜疾患診断力テスト1

テスト12 「口の中に白いものがある」

伊東大典

Q 以下の症例で考えられる，診断および治療方針は？

症例の概要

主訴：とくになし．
患者：69歳，男性．
既往歴：高血圧症，脂質異常症で服薬治療中．
生活習慣：喫煙1日約20本，飲酒1日ビール1缶程度．
現病歴：歯周治療を希望して受診した歯科医院で，初回の口腔内診査において上顎右側歯肉の白斑を指摘される．
現症：上顎右側大臼歯部の口蓋側歯肉からさらに後方にかけて，やや凹凸不整で波打つような表面をもつ，境界が多少明瞭な白斑がみられる(図1)．自覚症状はまったくない．発赤，滲出液，水疱形成，隆起はみられない．接触痛はなく，白斑はこすっても剥がれない．易出血性はみられない．近接する大臼歯の歯周ポケットは4～6mm，動揺度はいずれもMiller 2度で，エックス線写真で軽度～中等度の歯槽骨吸収がみられる他に特記すべき事項はない．義歯や口腔内装置は装着されていない．

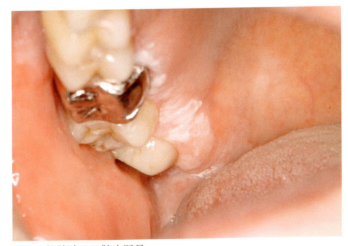

図1　初診時の口腔内所見．

答は次頁

診断	上顎右側歯肉から軟口蓋の白板症
治療	経過観察（病理組織検査の結果によっては切除を検討）

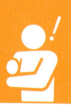

診断のポイント

病変はやや凹凸不整な白斑であり，口蓋側歯肉から軟口蓋，翼突下顎縫線に及んでいる（図2）．発赤，水疱形成，出血はみられず，扁平苔癬，天疱瘡，類天疱瘡などの炎症性粘膜疾患は除外できる．口腔内に同部位を直接刺激するような歯，補綴装置，床装置などはなく，物理的慢性刺激による過角化症は否定される．こすっても剥がれないことから，偽膜性カンジダ症は考えられない．病変の隆起と易出血性はなく，この時点では歯肉がんを強く疑わせるものではない．以上のことから，臨床的には白板症と診断してよい症例である．

上記のとおり，鑑別すべき疾患としては**①カンジダ症（とくに急性偽膜性）**，**②扁平苔癬**，**③補綴装置などの物理的慢性刺激による過角化症**がまず挙げられる．また，**④歯肉がん**がごく初期に似たような様態を示すこともあるので，**その可能性にはつねに留意すべき**である．

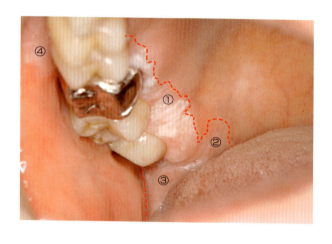

図2　白板症の範囲（点線）．大臼歯部の口蓋側歯肉（①）を中心に，軟口蓋の一部（②），翼突下顎縫線（③）に及ぶ広範囲の病変．写真でははっきりしないが，頬粘膜（④）にも白斑らしきものがみられる．

治療

生検と病理組織検査を行い，上皮性異形成の程度（なし〜重度）を確認してから治療方針を決定するのが望ましい．海外の施設ではより簡易な細胞診も行われているが，いくつかの欠点があり生検より劣る．基本的に**重度上皮異形成がみられた場合は癌に準じた切除術**が選択されることが多く，中等度以下では部位や大きさなどにもよるが**経過観察**とされる傾向にある．**病理組織検査が難しい場合は，慎重に経過観察，または高次医療機関へ精査・加療を依頼**する．

この症例では病変の範囲が軟口蓋から翼突下顎縫線まで及んでおり，切除を行った場合は術後の機能障害が予想されるため，治療方針は病理組織検査の結果と患者のQOLを考慮しつつ十分に検討されるべきである．

経過観察とする場合，患者の生活習慣等の状況によって一律にはいえないが，**3〜4か月ごとを基本**

とするとよい．診察時に見るべきポイントは，**形や大きさが変わっていないこと，他部位に新たに病変が生じていないこと，病変の白さが増したり隆起したりしていないこと，または逆に発赤部分が生じていないこと**である．**喫煙や過度の飲酒は危険因子**であり，可能な限り控えるよう指導する．

レーザー蒸散も行われるが，蒸散の深さが判断しづらいため再発が少なくないこと，また**蒸散の刺激が癌化を促進する可能性**が指摘されている．

なお，原因が特定できる（すなわち白板症ではない）場合は，原因除去を行い経過観察する．多くの場合はこれで縮小・消退するが，ほとんど変化がない場合は白板症も疑って上記のように対応する．

解説

口腔白板症の定義は，口腔粘膜にみられる白色病変のうち，**補綴装置や悪習癖などの原因が特定できず，かつ他の疾患に診断されない白色病変**である．その発症頻度と悪性化率からもっとも重要な口腔潜在的悪性病変（WHO分類；かつての「口腔前癌病変」）と考えられている．治療法や悪性化率がまったく異なるので，**原因が特定できるその他の白斑とは混同しないようにしたい**．口腔白板症は中年以降の男性に多く，好発部位は舌縁部，舌下面，歯肉である．喫煙などの嗜好品との関連が指摘されている．とくに**噛みタバコ**はしばしば白板症を誘発し，かつ**癌化率も飛躍的に高い**ことが知られている．

わが国では数％～10％前後が悪性化するとされている．一般に①形態が不規則で，とくに隆起している，②赤色部分が混在している，③喫煙量が多く喫煙履歴が長い，④病理組織検査で強い異形成を呈す，⑤複数の部位に病変がみられる，⑥舌下面に発症，といった症例ほど**癌化率は高い傾向**にある一方，そうでない症例でも短期間で癌化するものがあり，注意を要する．

上記のような白板症の性質を患者に十分説明し，理解してもらうことが大切だが，いたずらに不安をあおるのは厳に慎み，定期的な経過観察の確約，また必要に応じて高次医療機関への診療依頼も提案する．

診断力・対応力UP！ 歯科衛生士もおさえておきたいポイント

正常ならピンク色かやや赤みを帯びている口腔粘膜が，まだら状に白くなったものを「白斑」という．これは，いちばん表面の正常なら半透明な粘膜上皮が何らかの原因で厚くなった結果，その下にある毛細血管の色が透けて見えなくなったためである．病理学では過角化または過錯角化と呼ばれる．なおこれに対して，正常粘膜色より強く赤みを帯びたものを「紅斑」という．

日常の診療で粘膜に白斑が見つかることはさほど珍しくない．口腔粘膜の白斑の大部分は**慢性的な機械的刺激**で生じる．これは，つねにまたは頻

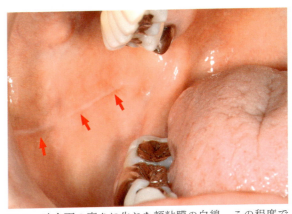

図3　咬合面の高さに生じた頰粘膜の白線．この程度であれば多くの人にみられる．

繁にこすれたり圧迫されたりされると，一種の防御反応で粘膜上皮が厚くなった結果である．とくに異常がなくてもみられる頬粘膜の白線（図3）は上下の歯を咬合させたときの咬合面の高さに生じ，とくに異常がなくてもみられることが多いが，ブラキシズム，歯列不正，不正咬合などがあると顕著に白くなる．過度に力を入れてブラッシングをする患者では，辺縁歯肉を中心に帯状に白斑がみられることがある．また，不適合な義歯や口腔内装置で過度に圧迫されたり，褥瘡性潰瘍を繰り返す部位にも白斑を生じる．広い意味では，喫煙者の硬口蓋粘膜の特徴的な変化（喫煙者角化症，図4）も白斑に含まれることがある．

これらの原因がはっきりした白斑と違い，**原因が特定できない白斑を臨床的に白板症と呼ぶ**．口腔白板症は**舌縁部，舌下面**（図5），**歯肉に好発**する．上記のように，数％〜10％前後から口腔がんが発症するとされており，WHOによって「口腔潜在的悪性疾患」（悪性腫瘍に変わるポテンシャルをもった疾患）に分類されている．したがって，**早期発見と適切な対応**はとても大切である．

歯科衛生士はブラッシング指導時などに歯肉に注目するが，他の部位の粘膜も歯科医師と連携して注意深く診査すると，病変の早期発見に役立つ．

また，昨今は癌の化学療法や放射線療法に誘発される口腔粘膜炎の管理を歯科衛生士が行う機会も増えているので，歯と歯周組織だけでなく**口腔粘膜全体をよく観察する目**を日ごろから養っていきたい．

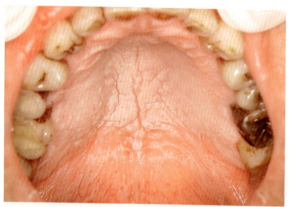

図4　いわゆる「喫煙者角化症」．口蓋粘膜が均一に白濁し，ところどころ小さな赤い点（炎症を起こした小唾液腺）がみられるのが特徴．

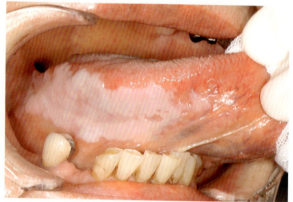

図5　舌の白板症．前方から舌根部に広がる比較的大きい病変．

参考文献

1. 天笠光雄, 戸塚盛雄, 増尾勝巳, 永井譲次, 清水正嗣, 塩田重利, 道健一, 斎藤健一. 口腔白板症の臨床型, 治療法と予後に関する研究—特に口腔白板症の悪性化について. 日口外誌 1978；24(2)：65-74.
2. 黒川英雄, 友寄泰樹, 武田忍, 村田朋之, 水口摂美, 中村貴司, 福山宏, 中村哲. 上皮性異形成を伴った口腔白板症の臨床病理学的検討. 日口腔粘膜会誌 2001；7(2)：59-65.
3. 榎本由依, 鈴木泰明, 浅井知子, 重岡学, 松本耕祐, 木本明, 竹内純一郎, 古森孝英. レーザー治療後の経過観察中に悪性化を認めた口腔白板症3例の検討. 日レーザー歯会誌 2014；25(1)：8-13.

口腔粘膜疾患診断力テスト1

テスト13「口の中が乾く」

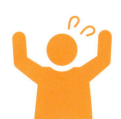
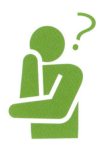

山本一彦

Q 以下の症例で考えられる，診断および治療方針は？

症例の概要

主訴：口の中が乾く．
患者：62歳，女性．
現病歴：以前から口腔乾燥を自覚しており，含嗽やこまめな水分の摂取で対処していた．3か月程前から口腔乾燥が強くなってきたため，精査を希望して来院した．
既往歴：高脂血症．
服用薬剤：プラバスタチンナトリウム（メバロチン®錠）．
現症：顔貌は左右対象で，顎下リンパ節，耳下腺，顎下腺の腫脹はみられなかった．目の乾燥はみられなかった．顔面の皮膚にはとくに異常はなく，口角炎もみられなかった．口腔内は全体的に乾燥しており，口底の唾液の貯留量は少なかった．舌乳頭は萎縮していたが，その他の口腔粘膜に発赤，びらん，白色病変はみられなかった．歯列や咬合状態にはとくに問題はみられなかったが，歯肉は全顎的に退縮しており，歯頸部に着色を認めた．歯列や咬合状態にはとくに問題はなく，口呼吸，嚥下障害，舌の運動障害や知覚異常はみられなかった．
検査所見：RBC 435/μl，WBC 5700/μl，Hb 12.4/μl，Ht 42.3％，Platelet 27.5/μl，TP 6.8g/dl，RF 7U/ml，SSA＜5U/ml，SSB＜5U/ml，ANA＜40倍，VB12 298pg/ml，folate 6.8ng/ml，Zn 65μg/dl，Cu 132μg/dl，Fe 67μg/dl，TIBC 320μg/dl
Swab test：Normal flora 1＋，Candida 1＋ 酵母
Gum test：7.8ml/10min，Saxon test：1.96g/2min

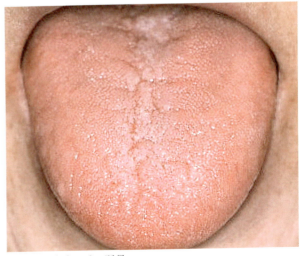

図1　初診時の舌の所見．

答は次頁

A 診断 口腔乾燥症
治療 口腔内の保湿

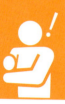

診断のポイント

視診では他覚的に口腔内が乾燥していることが確認できた．**舌乳頭が萎縮して舌が平滑**になっていること，**歯頸部の着色**がみられることより，口腔乾燥が長期間にわたって持続していることが推察された．ガムテストとサクソンテストを施行したところ，両者の値がカットオフ値よりも低値を示したことにより，唾液分泌量が低下していることが確認された．本症例では頭頸部への放射線治療の既往はなく，シェーグレン症候群を強く疑う所見はみられなかった．また，高脂血症以外の全身疾患はなく，薬剤やストレスによる影響も考えにくかった．さらに咀嚼や嚥下機能にもとくに問題はみられなかった．以上より，明らかな原因は特定できなかったが，唾液分泌量の低下による口腔乾燥症と診断した．

治療

口腔内の保湿を保つことが重要である．こまめに少量の水分を摂取すること，含嗽剤や口腔の保湿剤を使用して口腔内の保湿を心がけることが重要である．ガムや飴などで唾液の分泌を刺激する，唾液腺のマッサージ，ストレスを避けることも有用である．口腔内の唾液の蒸発を防ぐには部屋の保湿，マスクの着用などがある．

唾液分泌を促進する薬剤であるピロカルピン塩酸塩（サラジェン®錠，顆粒）はシェーグレン症候群と放射線性口腔乾燥症に，セビメリン塩酸塩水和物（サリグレン®カプセル，エボザック®カプセル）はシェーグレン症候群にのみ適応がある．それ以外の患者にはニザチジン（アシノン®錠）*，レバミピド（ムコスタ®錠）*，漢方薬として白虎加人参湯，五苓散や麦門冬湯*などが用いられる[1]．

口腔乾燥症状の改善にはブロムヘキシン塩酸塩（ビゾルボン®錠）*，アンブロキソール塩酸塩（ムコソルバン®錠）*，L-カルボシステイン（ムコダイン®錠）*も用いられている．萎縮した口腔粘膜の改善にはポラプレジンク（プロマック®D錠）*，ラフチジン（プロテカジン®錠）*や半夏瀉心湯が用いられている．シェーグレン症候群と放射線性口腔乾燥症に処方できる保湿剤として人工唾液（サリベート®エアゾール）があるが，使用感はあまり良くないようである．

薬剤以外にも種々の口腔保湿剤が市販されており，これらを用いて口腔粘膜の乾燥を防ぐことも有用である．また，生姜やうまみによる刺激により口腔乾燥感が改善されるとの報告もみられる[2]．一般に**唾液分泌量の低下により口腔乾燥が生じている患者において唾液分泌量の増加を期待することは困難であり，口腔内の保清と保湿を心がけることにより，二次的な有害事象をできるだけ予防すること**が重要である．

（*適応外使用）

解説

　口腔乾燥症は自覚的あるいは他覚的に口腔内が乾燥している状態である[3,4]．口腔の乾燥状態を客観的に評価することは困難である．他覚的口腔乾燥の程度は視診において口底粘膜の湿潤の程度から評価することになるが，広く用いられている評価基準はない．一方，口腔乾燥を自覚していれば唾液分泌量の低下や他覚的口腔乾燥症状がみられなくとも口腔乾燥症と診断できる．

　口腔粘膜の水分量は口腔水分計である程度の評価が可能であるが，口腔粘膜の湿潤の程度を評価するものではない．一般的に，口腔乾燥を訴える患者の評価の1つとして全唾液分泌量の測定が行われている．全唾液分泌量の測定には，安静時（無刺激時）全唾液分泌量とガムテストやサクソンテストなどによる刺激時全唾液分泌量がある．**ガムテストでは10分間に10ml以下，サクソンテストでは2分間に2g以下**であると全唾液分泌量は低下していると判断される．しかし，唾液は小唾液腺からも分泌されており，その量的，質的変化により口腔乾燥感が生じることがある．

　診断に際しては**自覚的，他覚的に口腔乾燥を生じる既知の疾患の有無を確認**する必要がある[3,4]．口腔乾燥を呈する代表的な疾患として**シェーグレン症候群**がある．また，**頭頸部への放射線治療の既往**を確認する必要がある．その他，**口腔乾燥を生じる薬剤の内服**，歯の欠損などによる**咀嚼の低下**，**ストレス**等の影響がないか確認する必要がある．一方，唾液分泌量の低下がなくとも**口呼吸や咬合異常等で唾液の蒸発が過剰になることにより口腔内が乾燥する**ことがある．

　口腔乾燥症は生命を脅かすような疾患ではないが，患者のQOLに大きな影響を与える．唾液分泌量が減少すると口腔内の自浄性が低下し，う蝕や歯周疾患のリスクが高まる．また粘膜は萎縮し，刺激により傷つきやすくなる．舌では舌乳頭，とくに糸状乳頭の萎縮を生じ，舌背は平滑となる．さらに口腔内の細菌叢に変化が生じ，カンジダ症を生じやすい．口腔乾燥症患者にしばしばみられる口腔粘膜の発赤や口角炎もカンジダによることが多く，口内炎に用いられるステロイド軟膏では効果は期待できない．唾液の量的，質的変化により口腔乾燥が生じている場合は，口腔内の保清と保湿により，二次的な有害事象をできるだけ予防することが重要である．

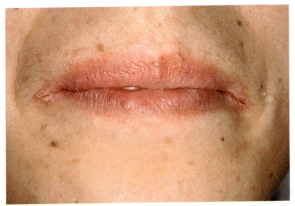

図2　口角炎．口腔内の細菌叢に変化によりカンジダ菌が増加し，難治性の口角炎が生じている．

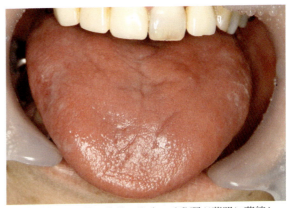

図3　著明な粘膜の萎縮と発赤．舌乳頭が著明に萎縮し，舌背は赤く平滑になっている．紅斑性カンジダ症を生じていると考えられる．

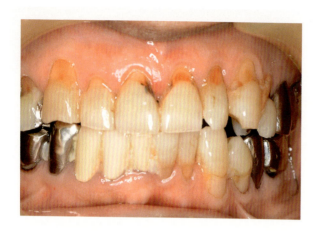

図4 歯頸部のう蝕．歯肉の退縮と歯頸部う蝕が認められる．

診断力・対応力UP！ 歯科衛生士もおさえておきたいポイント

　口腔乾燥症は日常よく遭遇する病変であり，多様な疾患や状態で生じうる．口腔の乾燥状態は視診にてある程度評価することができるが，診察前に患者が水分を摂取していた場合，口腔内が乾燥していない場合があるので注意が必要である．

■ 長期間の口腔乾燥でみられる所見

　一般に長期にわたって口腔内が乾燥している場合，口腔内にはいくつかの変化がみられる．**①口腔粘膜が萎縮する**．もっとも観察しやすいのは舌背部で，糸状乳頭，茸状乳頭が萎縮して舌背が平滑になっている．**②口角炎が治らない**．口角炎の多くはカンジダによるもので，口腔乾燥により口腔内の細菌叢が変化することによって生じる．**③歯頸部に着色やう蝕がみられる**．口腔清掃状態が比較的良好に維持されていても，自浄作用が低下することにより生じる．これらの所見は口腔内が長期間にわたり乾燥している指標と考えられる．

参考文献

1．山近重生．口腔乾燥症に対する薬物療法検討委員会報告．セビメリン塩酸塩水和物とピロカルピン塩酸塩以外で唾液分泌を促す可能性のある薬物と口腔乾燥の対処法．歯薬療法 2017；36(1)：33-36．
2．佐藤しづ子，笹野高嗣．味覚唾液反射を応用した新たな口腔乾燥治療．YAKUGAKU ZASSHI 2015；135(6)：783-787．
3．斎藤一郎．ドライマウス（口腔乾燥症）の病態と対処．日本医事新報 2012；4596：81-86．
4．伊藤加代子，井上誠．口腔乾燥症の基本的な診査・診断と治療．老年歯学 2017；32(3)：305-310．

口腔粘膜疾患診断力テスト 1

テスト14 「味を感じにくくて，舌も痛い」

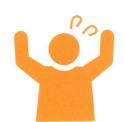
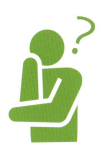

神部芳則

Q 以下の症例で考えられる，診断および治療方針は？

症例の概要

主訴：舌が痛い．味がしない．
患者：80歳，女性
現病歴：数年前から味を感じにくくなった．最近になり，味覚障害が強くなってきたため近くの内科を受診し，プロマック®の投与で経過観察となっていたが改善しない．また，舌の痛みが強くなってきたため同内科から当科を紹介され受診した．
既往歴：高血圧症，脂肪肝（40歳時）．

全身状態：身長140cm，体重50kg．特別な異常所見はなく，軽度の手のしびれ感を訴えていた．顔貌にも異常はみられなかった．
服薬：ノルバスク®錠，カルネート®錠，ニトギス®錠，プロマック®顆粒．
現症：舌乳頭が萎縮し，舌背は発赤を帯びた平滑舌を呈していた．口腔粘膜の乾燥症状はみられなかった．

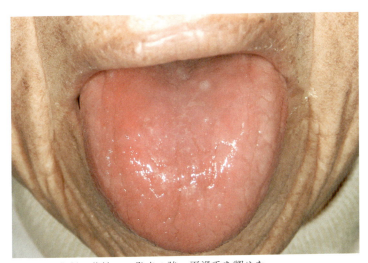

図1　舌乳頭は萎縮し，発赤の強い平滑舌を認めた．

答は次頁

| 臨床診断 | 平滑舌，舌炎 | 確定診断 | Hunter舌炎（悪性貧血） |
| 治療 | 血液科にてビタミンB_{12}製剤の投与 |

診断のポイント

舌乳頭の萎縮を生じる主な疾患はペラグラなどの**ビタミン欠乏症**，**鉄欠乏性貧血**，**巨赤芽球性貧血（悪性貧血）**，**シェーグレン症候群を含む口腔乾燥症**，**萎縮性（紅斑性）カンジダ症**などがある．現在の日本ではビタミン欠乏症はまれであり，高齢者を中心に口腔乾燥症が増加している．口腔の乾燥感，口腔粘膜の湿潤状態を確認し，必要に応じてガムテスト，サクソンテストを行う．カンジダ症との鑑別には検鏡，細菌培養検査を行う必要がある．

貧血にともなう舌炎は**鉄欠乏性貧血**による**Plummer-Vinson症候群**，**ビタミンB_{12}欠乏**による**Hunter舌炎**である．顔貌，眼瞼結膜や爪の所見，既往歴などから貧血が疑われる場合は**血液検査**を行う．

■血液検査の結果

赤血球数，ヘモグロビン，ヘマトクリットが減少しており，貧血を認めた．血小板数も減少していた．MCVが高値であり，大球性貧血と考えられ，また，ビタミンB_{12}が低値であることからビタミンB_{12}欠乏による巨赤芽球性貧血（悪性貧血）と診断した．

表1　血液検査

血液一般		生化学	
白血球数	$3.6×10^3/\mu L$	CRP	0.18mg/dL
赤血球数	$271×10^4/\mu L$	血清鉄	55μg/dL
ヘモグロビン	10.9g/dL	UIBC	209μg/dL
ヘマトクリット	33.1%	亜鉛	122μg/dL
血小板数	$7.3×10^4/\mu L$	ビタミンB_{12}	83.6pg/dL
MCV	40.4pg	血清銅	106pg/dL
MCHC	7.3%		

治療

血液検査の結果，悪性貧血によるHunter舌炎と診断し，当院血液科に治療を依頼した．治療指針に従いビタミンB_{12}製剤（メチコバール®）500μgの筋注が開始され，2週間後には舌の痛みは改善した．さらに，1か月後には舌の痛み，味覚異常は完全に消失し，舌乳頭の再生を認めた．その後，紹介元の内科において内視鏡検査が行われ，萎縮性胃炎の診断で治療が行われた．

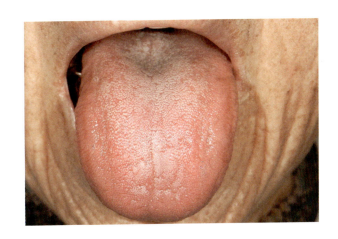

図2　ビタミンB₁₂投与開始から1か月後，舌乳頭は再生し，舌の痛み，味覚異常は消失した．

解説

ビタミンB₁₂や葉酸の欠乏の結果，DNAの合成障害をきたし，その結果，核の成熟障害を起こし，無効造血となる．ビタミンB₁₂の吸収には，胃の壁細胞から分泌される内因子が必要であるが，抗内因子抗体や抗胃壁抗体が生じると内因子が不足し，ビタミンB₁₂欠乏による巨赤芽球性貧血（悪性貧血）を生じる．胃癌などにより胃の全摘が行われた場合も貧血を生じるが，その場合はビタミンB₁₂の体内での貯蔵量が多いため数年を要する．

動悸，息切れ，倦怠感などの一般的な貧血症状に加えて四肢の痺れ，感覚鈍麻などの神経障害を訴えることが多い．

形態的には大球性貧血であり，白血球や血小板の減少を合併することが多い．ビタミンB₁₂の補充は非経口的（筋注あるいは静注）で行われる．治療はメチコバール®1000μgを週2～3回投与，1～2か月で血液所見が正常化する．

診断力・対応力UP！　歯科衛生士もおさえておきたいポイント

■平滑舌（赤く平らな舌）にはどう対応する？

舌の痛みを主訴に歯科を受診する患者は中高年を中心に増加している．**痛みの種類**や，**痛みの部位**，**痛みを感じる時間**，**食事との関係**などを詳細に聴取する．次いで舌粘膜にアフタや潰瘍などの**器質的な異常がないかを診察**する．**舌乳頭（とくに糸状乳頭）の萎縮の有無**，**舌背の色調の変化の有無**を確認する．

舌乳頭の萎縮を生じる主な疾患としては，①ビタミン欠乏症，②シェーグレン症候群（図3）を含む口腔乾燥症，③鉄欠乏性貧血，悪性貧血，④口腔カンジダ症（図4）などがある．

■貧血と口腔の異常

貧血とは，単位容積中の赤血球数またはヘモグロビン量，あるいはこの両方が正常値以下に減少した状態である．赤血球数，ヘモグロビン量，ヘマトクリット値，平均赤血球容積，平均赤血球血色素量，平均赤血球血色素濃度の値によって形態的に分類される．

鉄欠乏性貧血は小球性貧血，悪性貧血は大球性貧血に分類される．貧血にはその他にさまざまな

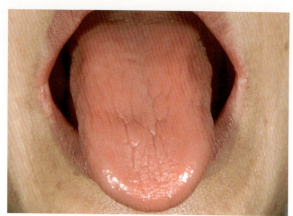

図3　シェーグレン症候群における平滑舌.

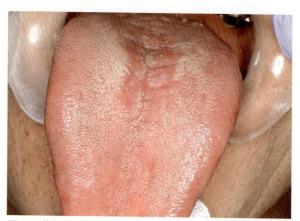

図4　萎縮性（紅斑性）カンジダ症における舌乳頭の萎縮.

種類があるが，**再生不良性貧血では血小板減少をともなうため歯肉出血を生じることが多い**．その他の貧血では，その貧血に特有の口腔粘膜症状はみられない．

口腔衛生管理

　原因疾患の治療に並行して**口腔衛生管理**を行う．口腔粘膜が萎縮しているため刺激物を含む食品や機械的な刺激で痛みを訴える．刺激物を控えるなどの**食事指導**も必要になる．口腔内が不潔にならないように**うがいを励行**することと，粘膜に傷害を加えないように**軟らかい歯ブラシ，タフトブラシなどの使用を指導**する．また，必要に応じて保湿成分を含むジェルやアズレンスルフォン酸を含有した軟膏（アズノール軟膏®）で表面を保護することを勧める．

口腔粘膜疾患診断力テスト1

テスト15「舌の様子が変わるので気になって心配です」

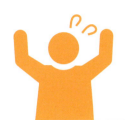
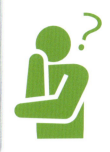

松野智宣

Q 以下の症例で考えられる，診断および治療方針は？

症例の概要

主訴：舌の異常
患者：45歳，男性．
現病歴：数か月前から舌が少しヒリヒリするような違和感を自覚していたが，日によって症状が現れたり，消失したりするので放置していた．1週間前，ヒリヒリ感が気になって舌を鏡で見たところ，舌表面が部分的に荒れていることに気づいた．それから気になってときどき舌を見ていると，色や形が日によって変化しているので心配になり歯科医院を受診した．
既往歴：高血圧（非喫煙者）
家族歴：特記事項なし．
現症：舌尖から舌背，あるいは舌側縁の表面には，境界が比較的明瞭なやや角化が亢進した白色の帯状の縁取りを有する淡紅色の斑を認め，その表面は糸状乳頭が消失し，平坦化している．なお，圧痛や周囲との硬結は認められない．

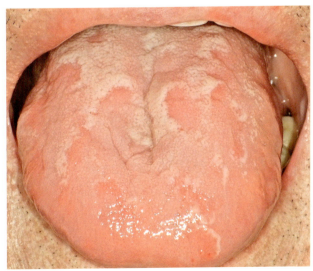

図1　舌全体に白斑と紅斑の病変が認められる．

答は次頁

A 診断：地図状舌

治療：症状がなければとくに必要ない．舌がしみるなどの症状がある場合は，含嗽薬や副腎皮質ステロイド軟膏の塗布などの対症療法

診断のポイント

好発部位は**舌背**や**舌縁**で，成人に比べて**10歳以下の小児に多い**とされているが，**高齢者の舌**にもよくみられる．また，**男性より女性**に多いとされている．

舌表面に小円形や類円形の白色斑と淡紅色の斑が混在し，日によって位置や大きさ，形態などを変化・移動させながら，ときとして癒合して地図状にみえる落屑性の角化異常病変である．したがって，**良性移動性舌炎**などともいわれるが，**無症状なこと**が多い．

鑑別が必要な疾患は，**紅斑病変としては正中菱形舌炎や紅板症**などがある．正中菱形舌炎は舌背正中後方に生じ，多くは結節状に隆起している．紅板症は舌縁に多く，境界明瞭な鮮やかな紅斑で，白色の縁取りはみられない．また，**白斑病変としては口腔カンジダ症や白板症**などがある．

治療

症状がなければ病態を説明して，口腔内を清潔に保つよう指導し，**とくに治療を行う必要はない**．ただし，舌がしみたり，ヒリヒリするようであれば，刺激物を避け，**含嗽薬や副腎皮質ステロイド軟膏の塗布**などの対症療法を行う．

解説

病変は表在性で，白斑部は上皮の肥厚や浮腫がみられ，上皮が剥離すると，炎症性浸出をともなった紅斑となる．紅斑部は糸状乳頭が形成障害により欠損あるいは平坦化し，発赤した茸状乳頭が散在し，その周囲は白色の帯状の縁取りをともなうことが多い．そのような白斑と紅斑が大きさと形を変えながら移動する．図2～6にさまざまな病態を呈する地図状舌を示す．また，**多くは半**年から数年間にわたり病変の出現，消失を繰り返す．なお，**溝舌や口腔カンジダ症などをともなうと接触痛が現れやすい**．

原因は不明であるが，熱い食べ物，香辛料，アルコール，たばこなどによる舌の局所的な刺激，アレルギー，アトピー，ビタミンBの不足，ストレス，急性の熱疾患，さらに遺伝的な要因も考えられている．

図2 | 図3

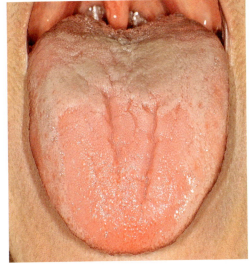 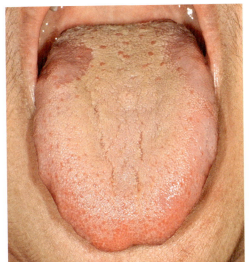

図2 32歳，女性の地図状舌．
図3 49歳，女性の地図状舌．

図4 | 図5

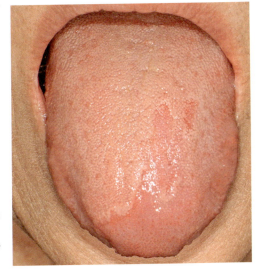 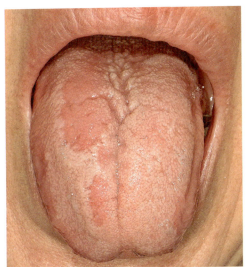

図4 68歳，女性の地図状舌．
図5 68歳，女性の地図状舌．

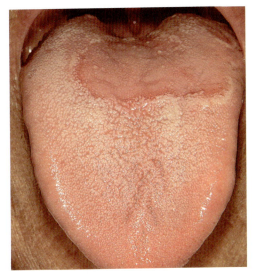

図6 59歳，男性の地図状舌．

診断力・対応力UP！ 歯科衛生士もおさえておきたいポイント

■地図状舌は待機的に診断する

地図状舌の多くは無症状なので，そのまま気づかずに経過することがほとんどである．また，何らかの自覚症状があっても，**原因を特定することが困難で原因療法がない**ため，含嗽などの対症療法が行われる．したがって，スケーリングなどの処置時に偶然地図状舌と思われる病態を見つけても不安を招くこともあるので，必ずしもすぐに舌に病変があることを告げる必要はない．このような場合は歯科医師に舌の状態を確認してもらい，**次の来院時に舌の白斑の形態や場所，あるいは紅斑の状態が変化しているかを待機的に診断する**．変化していれば地図状舌と判断できるので，口腔カンジダ症や白板症などの白斑病変とも容易に鑑別できる．

■普段から舌の状態を見ておこう

一方，症状がなくても舌がんなどを気にして来院した患者に対しては，**「いつごろから気づいたか」「症状はあるか」「舌の白斑は変化するか」**などを聴取して，舌の状態を確認して地図状舌と判断できれば，その病態を説明し，悪性でないことを告げ安心してもらうことが大切である．そのため，スケーリング時にも**舌を含めた口腔粘膜に白斑や紅斑などがあるかどうか確認することを普段から心がけておく**．

参考文献

1．山根源之，草間幹夫，久保田英朗（編集主幹）．口腔内科学．京都：永末書店，2016；403.

口腔粘膜疾患診断力テスト1

テスト16 「食事の際に歯ぐきが痛い，歯ぐきがぶよぶよする」

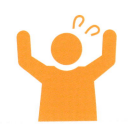 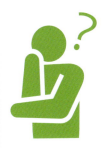

角田和之

Q 以下の症例で考えられる，診断および治療方針は？

症例の概要

主訴：食事の際に歯ぐきが痛い．歯ぐきがぶよぶよする．

患者：60歳，男性．

現病歴：数日前より歯肉腫脹感を自覚した．同時期より食事の際に硬いものを食べると歯肉が痛く，摂食機能障害を生じている．さらにブラッシング時には歯肉出血を自覚した．かかりつけ歯科医院にてブラッシング指導を受けるも，一向に症状が改善しない．

既往歴：特になし．

全身状態：全身に特記すべき異常を認めず．

服薬：特記事項なし．

現症：上下顎の歯槽歯肉粘膜の所々に発赤をともない，易出血性で剥離性の粘膜疹を認めた．疼痛でブラッシングが困難なため，口腔清掃状態は不良であった．頬，口唇，口底および軟口蓋に特記すべき異常なし．

検査所見：細菌培養検査では常在細菌のみが検出され，カンジダ菌などの真菌は検出されず．一般血液検査，尿検査は異常なし．パノラマエックス線写真では重度の骨吸収像はなく，歯周ポケットは概ね2～3mmであった．その他に明らかな異常なし．

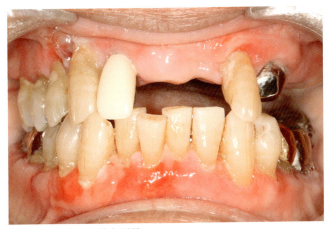

図1　初診時の口腔内所見．

答は次頁

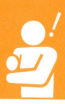

A ｜ 診断　粘膜類天疱瘡
　 ｜ 治療　歯科口腔外科，皮膚科へ紹介

診断のポイント

　粘膜類天疱瘡は，尋常性天疱瘡と同様に口腔粘膜に生じる自己免疫性水疱症の代表的な疾患である．臨床的に尋常性天疱瘡と異なる点として，尋常性天疱瘡は病変がほぼ口腔内全体の粘膜に生じる可能性がある一方で，粘膜類天疱瘡は**ほとんどの症例で歯肉粘膜に限局する傾向を有する**．そのため，**ブラッシング時の出血や疼痛，歯肉の腫脹感や水ぶくれができた**，などの主訴が比較的多い．尋常性天疱瘡同様にNikolsky現象がみられる．皮膚症状に関しては尋常性天疱瘡と比較して頻度は少なく，生じても限局的な場合が多く，歯科臨床での鑑別は難しい．さらに眼粘膜，喉頭粘膜などに症状が併発すると，失明や呼吸困難などを生じることがある．

　診断には専門的な施設による**血清学的診断や組織生検が必須**になるので，本疾患が疑われる際には**早期に紹介が必要**になる．

　通常の歯周炎であれば抗菌剤の投与や刷掃指導にて症状が軽快するはずであるが，**刷掃指導を繰り返しても一向に改善せず，粘膜の剥離をみる際**には粘膜類天疱瘡を疑う必要がある．鑑別疾患は尋常性天疱瘡と同様となる．

治療

　尋常性天疱瘡と同様に，診断が確定すれば専門医療機関が主体となり治療が実施されることが多い．**軽症例では局所ステロイド療法**（デキサメタゾン：デキサルチン口腔用軟膏®, ベクロメタゾン：サルコート®）を行いながら経過を観察する．**重症例では全身的な副腎皮質ステロイド療法**や，**テトラサイクリンとニコチン酸アミドの併用療法**などが行われることがある．尋常性天疱瘡と同様に副腎皮質ステロイド投与前には歯性の病巣をスクリーニングし，必要に応じて処置を行う．

　本症を疑う際には，**必ず皮膚科や口腔外科などの専門医療機関に紹介し**，早期診断・治療を心がけることが肝要である．

解 説

■粘膜類天疱瘡の口腔粘膜症状

尋常性天疱瘡の項(39ページ)でも解説したように，自己免疫性水疱症における口腔粘膜病変の共通した特徴は，**そのほとんどが"水疱"としてみられない**ことである．しかし，粘膜類天疱瘡の場合は，**ときとして水疱が観察されることがある**(図2)．これは，粘膜類天疱瘡では水疱が粘膜の深い部位に形成されるため，水疱の上部(水疱蓋)が厚く，丈夫で壊れにくいためと考えられている(図3)．また尋常性天疱瘡の場合，軽症例では歯肉など一部の粘膜のみに症状が限局する症例もあるが，基本的には口腔内のあらゆる部位に発症しうる．一方で粘膜類天疱瘡では多くが**歯肉粘膜優位**に発症するとされ，診断の際には有用な所見になる．

尋常性天疱瘡と同様に，漫然と歯周病治療が繰り返されている場合がある．とくに粘膜類天疱瘡の場合は炎症をともなうことがあり，歯周病と鑑別が難しい症例があるが，**問診で水疱形成の自覚の有無や，好発部位を考慮**することで的確に診断することが肝要である．

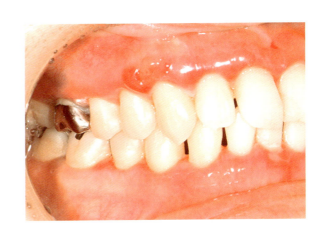

図2 粘膜類天疱瘡患者の歯肉に生じた水疱．

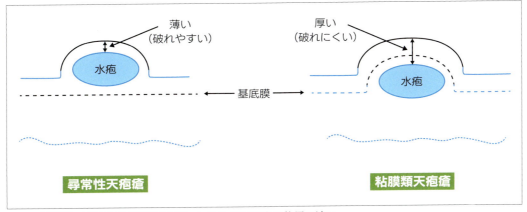

図3 尋常性天疱瘡と粘膜類天疱瘡における水疱形成の位置の違い．

歯科医院の診断力・対応力 UP！　臨床で遭遇する口腔粘膜疾患に強くなる本

診断力・対応力UP！　歯科衛生士もおさえておきたいポイント

■症状に応じた刷掃指導を

　患者には，口腔清掃を中心とした口腔機能管理を積極的に実施する．本疾患では歯肉に強圧でブラッシングを行うと水疱形成が誘導されるため，患者自身では念入りなブラッシングが行えていない場合が多い．そこで定期的にPMTCを行い，症状に応じた刷掃指導を実践することが重要になる．

参考文献

1．角田和之，天谷雅行．皮膚科診療プラクティス15 難治性皮膚潰瘍を治すスキル．東京：文光堂，2003；260-264.

2．角田和之，佐藤英和．Series 皮膚科臨床アセット19 水疱性皮膚疾患．発症機序の解明から最新の診断・治療まで．天疱瘡における粘膜疹．東京：中山書店，2014；30-38.

口腔粘膜疾患診断力テスト1

テスト17 「口内炎ができて痛い」

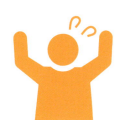
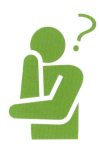

木本茂成／井上吉登／横山三菜

Q 以下の症例で考えられる，診断および治療方針は？

症例の概要

主訴：口の中に口内炎ができた．
患者：4歳，男児．
病歴：2日前から口の中が痛い．
既往歴：とくになし．
全身状態：普段と比べてやや元気がない．体温は37.5℃，昨日から微熱が続いている．
服薬：なし
現症：頬粘膜に水疱および発疹．
その他特記事項：掌と足の裏に点状発赤，下肢，臀部に小さい水疱がみられる．

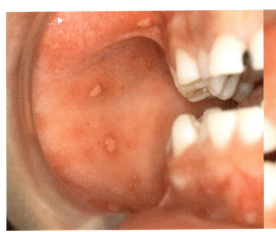
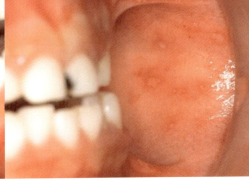

図1　頬粘膜に口内炎（または水疱）がみられる．

答は次頁

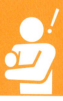

A 診断 手足口病
治療 小児科受診を勧める

診断のポイント

家族，地域，幼稚園での発症者の有無を聴取する．本症例では，通っている保育園での発症例があることを母親から聴取したことより，手足口病を疑った．口腔内のびらん性口内炎，手掌の点状発赤，足背の小水疱を認めた（図2，3）．37.5℃の発熱も感染症を疑わせた．

臨床経過は一般的には軽症であり数日内に自然軽快する．発熱がない場合もあるが，発熱や下痢，食欲不振などの症状がある場合では，**重症化すると脳炎や脳症などの中枢神経系の合併症を引き起こすことがある．**疑われる場合には**小児科受診**を勧める．

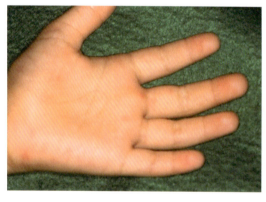 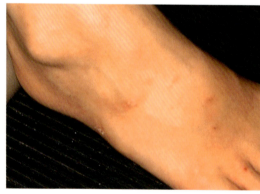

図2，3 手掌，足背にみられた水疱．

治療

ワクチンや治療薬はない．ウイルスによる小児期感染症なので，小児科の受診を勧める．

Part 2　口腔粘膜疾患診断力テスト 1

💡 解 説

■手足口病とは

　手足口病は，コクサッキーA16型，エンテロウイルス71型，コクサッキーA10型，その他によっても起こる．**発症年齢は主に幼児で，2歳以下が半数を占める．夏季に発生が多く，7月ごろにピークがある**が**秋から冬にまで流行が持続する．**2～7日の潜伏期の後，軽い発熱，食欲不振，口内痛，咽頭痛で始まり，発熱から2日間経過したころから**手掌，足底にやや紅暈をともなう小水疱が多発**し（手背，指間，足背にみられることもある），**舌や口腔粘膜に浅いびらん性アフタを生じ**る．発疹は口腔粘膜，手掌，足底，四肢末端に2～3mmの水疱性発疹が出現する．ときに，肘，膝，臀部などにも出現するが，これらの部位では水疱より丘疹が多い．皮疹は1週間～10日で自然消退する．

■手足口病の診断

　診断方法としては，ウイルス分離やPCR法，抗体測定があるが，小児科では通常，臨床症状で診断されることが多く，口腔内や四肢末端の水疱性発疹はもちろん，季節や周囲の流行状況なども診断の一助としている．

■手足口病の治療

　小児科での治療は**経過観察が主**であり，発疹に対しても副腎皮質ステロイド剤などの投与は行わない．口腔内痛により食欲不振となることもあり，その場合には水分補給が重要で，点滴補液することもある．発熱に対しても経過観察が重要で，抗菌薬の投与は通常行わない．また，元気がない，頭痛，嘔吐，後頭部や項部の筋硬直を認めた場合には，**髄膜炎の合併の可能性もある**ため，小児科医の診察が必要である．

■手足口病の感染経路

　伝播は**飛沫感染**が主であるが，便中排泄されたウイルスによる**経口感染**，水疱内容物からの**接触感染**もある．

診断力・対応力UP！　歯科衛生士もおさえておきたいポイント

■感染の拡大を防ぐことが重要

　5歳以下の発症者が90％を占める．学童でも流行的発生がみられることはあるが，それ以上の年齢では不顕性感染を含み，感染歴がある場合が多いことから，成人での発症はあまり多くない．

　手足口病は感染性が強く，感染経路は糞口感染による接触感染や咽頭の分泌物に含まれるウイルスが咳などによって飛沫感染を起こす．患児が，①解熱し，②口内痛にともなう症状（通常食摂取困難）が消失し，小水疱病変があっても水疱が多数つぶれてかさぶた状態になっていないこと，③軟便や下痢がないこと，で幼稚園等の登園許可がお

りるが，回復しても2～4週間は便中にウイルスが排泄される．

　患者として歯科医院に来院したら，患児が触ったドアノブやユニット等は清拭，消毒しておくことで他の患者への伝染を防ぐことが重要である（図4）．

■医療従事者の感染にも注意

　成人発症例の多くは感染小児との接触感染であるが，発熱・倦怠感・発疹などの症状出現から手足口病の診断をするまでに数日要する場合がある．医療従事者が発症した場合には，ウイルス排泄が多いと考えられる**診断後数日**，あるいは**発熱・下**

痢等の**全身状態が不良の場合は出勤停止**とすることも考えなければならない．

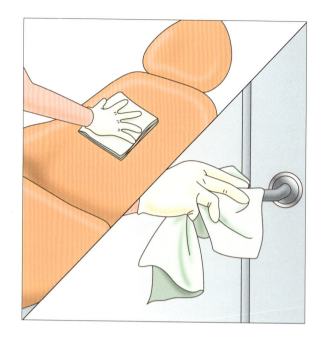

図4 清拭には抗ウイルス性ウェットワイパー類が便利だが，嘔吐物には次亜塩素酸ナトリウムを使用する．

参考文献

1. 山岸由佳，村松有紀，三鴨廣茂．special column 躊躇しないで！職業感染発生のインパクト．INFECTION CONTROL 2018；27（6）：49-54．
2. 和田紀之．エンテロウイルス感染症の多様性〜病態と関与する主な血清型を中心に〜．東京小児科会報 2017；35（3）：63-68．
3. 名倉三津佳．皮疹，粘膜疹を伴ウイルス感染症．JOHNS 2016；32（11）；1562-1566．
4. 岡田隆文．エンテロウイルス感染症　ヘルパンギーナ・手足口病．医学と薬学 2017；74（7）；767-771．

口腔粘膜疾患診断力テスト1

テスト18 「口が乾いてしかたがない」

上野繭美

Q 以下の症例で考えられる，診断および治療方針は？

症例の概要

主訴：口腔乾燥感

患者：40代，女性．

現病歴：口腔乾燥感を自覚し，1日に約5～6Lの飲水および20回程度の排尿を認めていた．かかりつけ内科を受診し，泌尿器科受診を勧められて泌尿器科医院を受診した．血液検査・腎エコーを施行され，糖尿病は否定的とされて過活動膀胱の診断下にミラベグロン（アドレナリンβ₃受容体作動薬）の内服が開始となったが，口腔乾燥症状が継続するため当院を受診した．

既往歴：偏頭痛にて内服加療中．

現症：BMI24.8．多飲（約5～6L／日），多尿（約20回／日），易疲労感の訴えがあった．顔貌は左右対称，顔色は正常で，下唇の乾燥を認めた（図1a）．口腔乾燥時にみられる舌乳頭や頬粘膜の萎縮，泡沫状唾液などの所見はなかった．両側舌縁に歯圧痕がみられた（図1b）．

画像所見：パノラマ・Watersエックス線写真にて上顎洞の含気性低下は認めなかった．超音波検査にて耳下腺・顎下腺に明らかな腫大は認められず，内部エコーは均一でシェーグレン症候群を示唆する低エコー域はみられなかった．頸部に腫大リンパ節は認めなかった．

検査所見：唾液分泌量測定では，安静時唾液（吐唾法）15分間で0.4ml，刺激時唾液（ガムテスト）10分で3.8mlと分泌量は低下していた．血液検査でHbA1c 5.2%と糖尿病は否定的で，抗SS-A抗体，IgG，RF，抗核抗体に異常なく，自己免疫疾患を示唆する結果は認めなかった．

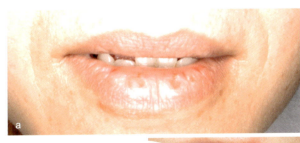

図1 a, b 初診時の口唇と舌の写真．

答は次頁

A 臨床診断：**下垂体疾患による口腔乾燥症疑い**　確定診断：**リンパ球性漏斗下垂体後葉炎・中枢性尿崩症**
治療：**内分泌代謝内科紹介**

診断のポイント

　口腔粘膜，唾液腺に**器質的変化がなく**，血液検査において**シェーグレン症候群や糖尿病は否定的**であった．**多飲・多尿を認め，腎機能は保たれていた**ことから尿崩症を含む下垂体疾患を疑い，総合病院内分泌代謝内科紹介とした．紹介先の内科では，入院下にバソプレシン負荷試験とMRI撮像が行われた．尿浸透圧は血清浸透圧より低く，尿量は1日3,000ml以上で，バソプレシン負荷試験にて尿量減少と尿浸透圧の300mOs以上への上昇がみられた．頭部MRIでは，T1強調画像にて下垂体後葉の高信号の消失を認めた．

　中枢性尿崩症の診断については，図2に示す基準[1]があるが，本症例は主症状の3つと検査所見の1～4を満たしていたことから中枢性尿崩症と診断され，バソプレシン製剤である**デスモプレシン酢酸塩水和物の経鼻投与**による治療が開始された．

治療

　内分泌代謝内科にて，デスモプレシン酢酸塩水和物の経鼻投与が行われた．

Ⅰ．主症状
1. 口渇
2. 多飲
3. 多尿

Ⅱ．検査所見
1. 尿量　　3,000ml/日以上
2. 尿浸透圧　300mOsm/kg以下
3. バソプレシン分泌
　血漿浸透圧（または血清ナトリウム濃度）に比較して相対的に低下する．
　5％高張食塩水負荷（0.05ml/kg/minで120分間点滴投与）時に健常者の分泌範囲から逸脱し，血漿浸透圧（血清ナトリウム濃度）高値下においても分泌の低下を認める．
4. バソプレシン負荷試験にて尿量は減少し，尿浸透圧は300mOsm/kg以上に上昇．
5. 水制限試験においても尿浸透圧は300mOsm/kgを越えない．

＊Ⅰと，Ⅱの少なくとも1～4を満たすもの

　　診断：中枢性尿崩症
　　治療：デスモプレシン酢酸塩水和物の経鼻投与

図2　中枢性尿崩症の診断（平成22年度改訂）[1]．

解説

■中枢性尿崩症とは

中枢性尿崩症とは，下垂体の何らかの異常による体内の水分量の調節にかかわる**抗利尿ホルモンの産生量の減少**により生じる疾患である．抗利尿ホルモンは視床下部で産生され，下垂体後葉に貯蔵され，血液中に放出されて体内の水分を調節している．本疾患は，この過程に関与する視床下部・下垂体後葉に異常が生じて発症する．その原因には，特発性・家族性・続発性があり，とくに続発性では，腫瘍，ランゲルハンス細胞組織球，結核，脳外傷，脳血管障害，脳炎，髄膜炎などがある（図3）．本症例においては，内分泌代謝内科における精査にて下垂体後葉の炎症が原因で発症した中枢性尿崩症と推測された．

■口渇の原因を見きわめる

口渇の原因には図4[2]に示すようなものがあり，患者の訴えが**口渇中枢を介して生じた真の口渇**なのか，**口腔乾燥感としての訴え**なのかをまず考える必要性がある．真の口渇が主訴である場合は**糖尿病**であることが多いが，食欲不振や発熱，嘔吐，下痢など循環血液量の減少による血漿浸透圧の上昇により生じた口渇もある．口渇中枢の器質的異常には本症例のような**視床下部付近の腫瘍や炎症**が原因となることがあり，迅速かつ適切な医科との連携診療が必要となる．

■疾患を見逃さず，速やかな連携を

本疾患の主症状は，口渇・多飲・多尿であり，発症初期に口渇症状が見られることから，口渇を主訴に歯科，口腔外科，口腔内科を医科より先に受診するケースも考えられる．その際に本疾患を見逃さずに疑う必要がある．そのためには，口腔乾燥診断のフローチャート（図5）[3]に従い，**医療面接，唾液量測定，血液検査など複数の検査を行い，総合的な判断を行う**必要がある．

本症例では，問診により多飲，多尿を聴取し，唾液腺の器質的および機能的異常がないこと，血

原因
1. **特発性中枢性尿崩症**：
   視床下部-下垂体後葉系に器質的異常なし
2. **家族性中枢性尿崩症**：
   常染色体優性遺伝
3. **続発性中枢性尿崩症**：
   視床下部-下垂体の器質的障害
   腫瘍（胚細胞腫，転移，白血病，リンパ腫）
   ランゲルハンス細胞組織球腫，サルコイドーシス，結核，脳外傷，脳血管障害，脳炎，髄膜炎

症状
1. 口渇
2. 多飲
3. 多尿

図3　中枢性尿崩症について．

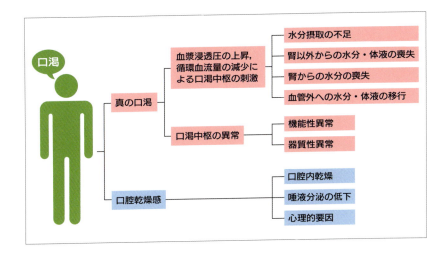

図4　口渇の原因[2]．

液検査にて糖尿病，腎臓疾患やシェーグレンを含む自己免疫疾患がないことを確認して本疾患を疑い，適切な医療機関への連携を行うことができた．続発性においては，その背景に腫瘍などの早急に治療が必要な疾患も含まれるために，本疾患を疑ったら**速やかに専門医科への紹介**が望まれる．

■ 外科的アプローチと内科的アプローチの両方で患者を診る

　口腔は全身の一部であり，口腔の健康は全身の健康と密に関連していること，また口腔疾患と全身疾患に関連があることから他科や検査機関と密な連携をとることが必要である．このような背景から口腔内科（オーラルメディシン）の専門性が必要となっており，口腔内科的疾患に適切に対応するには口腔病変の正しい診査診断についての知識だけでなく，全身の病態の診かたや心理的背景を含めた病態に関する医学的知識が必要となる．つまり，「歯や口」だけでなく全身のことを鑑みながら顎顔面・口腔を診る視点をもったアプローチのニーズがある．口腔内科（オーラルメディシン）とは，「歯科患者の口腔だけに視点を向けず，大局的立場に立ち，全身的背景を考慮して口腔疾患を診断し，外科的なアプローチを主体とせずに口腔疾患を診断し，外科的なアプローチを主体とせずに口腔疾患の治療にあたるもの」[4]と定義されている．

　外科的アプローチを主流として発展してきた歯科は技術至上的であるが，さまざまな基礎疾患をもつmedically complex patientの増加をみている昨今の歯科臨床では，切削等の技術を中心とした外科的アプローチと，感染症や代謝，内分泌などの生理生体反応などの知識や，症候から原因疾患を鑑みる診断思考を必要とする内科的アプローチの両方が必要である．本症例では，口腔乾燥感を主訴に来院した患者について，口腔から全身を鑑みた内科学的診断思考を用いて適切な医療連携に繋げることができた．

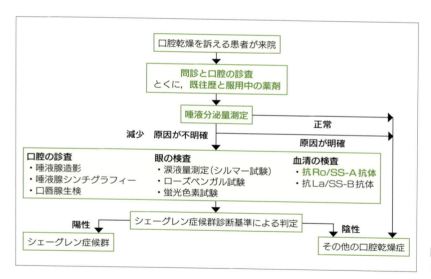

図5　ドライマウス診断の流れ（フローチャート）[3]．

診断力・対応力UP！ 歯科衛生士もおさえておきたいポイント

　中枢性尿崩症の頻度は約3万人に1人，国内の患者数は約5,000人と推定される珍しい疾患である．一方，日本では約3,000万人のドライマウス潜在患者の存在が指摘されているが，口腔乾燥の症状がある方のなかには，「命にかかわらないから受診をするほどではない」と自己判断する方や，「どの医療機関を受診したいいかわからない」という方が多いのが現状である．口腔乾燥が全身疾患

の発見のきっかけとなる場合もあるし，長年の乾燥の放置が歯周炎やう蝕，嚥下障害リスク増悪に繋がることから，早期発見・早期介入が望まれる．唾液分泌減少があるのに乾燥の自覚がないケースがもっともリスクが高い．

　口腔に症状が現れる全身疾患の知識があれば，患者の訴え・症状から解決の糸口となる可能性は大いにありうる．歯科衛生士はメインテナンス時口腔内を観察し，生活習慣・生活背景を鑑みた衛生指導を行っているため，患者自身が気づかない変化を含め，変化に気づく立場にある．「プラークコントロールは良好なのにう蝕が増えている」「デンタルミラーが張り付く」「うがい頻度の増加」「乾いた食品が飲み込みにくい」等，乾燥症状や変化に「気づく視点」をもって観察を行うことが患者のライフステージの変化にいち早く対応できき，QOL向上に寄与できる．同様に「咬合力が低下している」「飲水時にむせるようになった」等のオーラルフレイルの症状や，「痩せてきた」「段差を登りにくくなってきた」等の身体的フレイル症状，「予約時間を間違えるようになった」「会話が減ってきた」等認知機能や社会的フレイルについても「以前とちょっと違うな」という気づく視点から適切な地域医療連携や支援に繋げて介護予防に寄与できる可能性もある．「観察眼・気づき力」のある衛生指導が患者との良好な信頼関係構築の礎となり，モチベーション向上も期待できる．

　口腔に症状を呈するさまざまな疾患に関心をもち，知識を深め，歯科・全身疾患予防を含めた支援ができるよう「知識をもった観察眼」「変化や異常に気づく力」を養い，歯科医院の診断力UPに繋げていただけると幸いである．

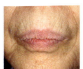

図6　日常臨床で遭遇する口腔乾燥の3タイプ．

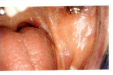

図7　口腔の渇きを示唆する訴えとサイン．

参考文献

1. 一般社団法人　日本間脳下垂体腫瘍学会．バゾプレシン分泌低下症（中枢性尿崩症）の診断と治療の手引き（平成22年度改訂）．
2. 福井次矢，奈良雄近・編集，藤剛史，他・著．内科診断学・第3版．東京：医学書院，2016；413．
3. 中村誠司．ドライマウスの分類と診断．日口外誌 2009；55(4)：179-176．
4. 草間幹夫．日本口腔内科学会雑誌 巻頭言．日口腔内会誌 2012；18(2)．

Part 3

口腔粘膜疾患診断力テスト 2
見逃したくないこの訴え

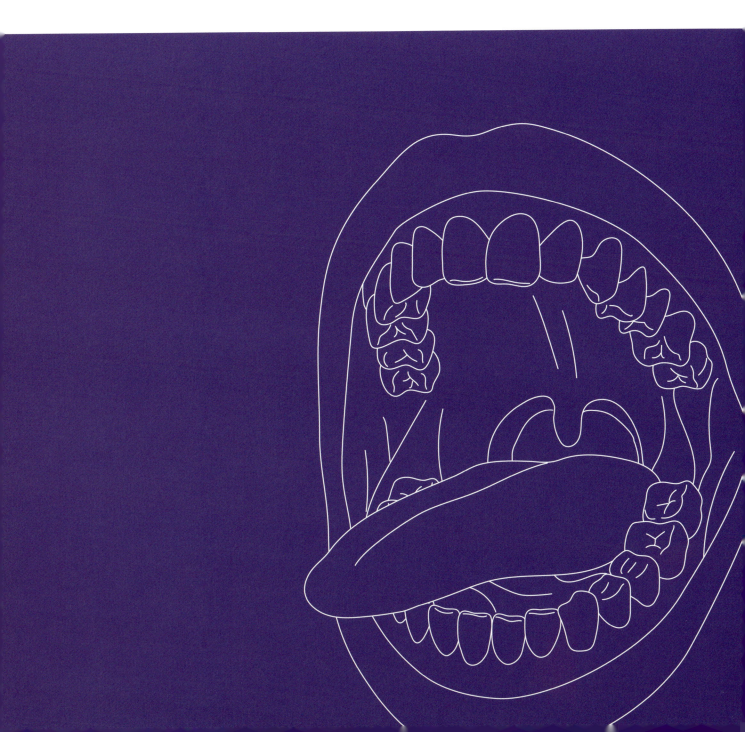

口腔粘膜疾患診断力テスト2

テスト1 「舌の横にできた腫れがなかなか治らない」

片倉　朗

Q 以下の症例で考えられる，診断および治療方針は？

症例の概要

主訴：舌縁部の腫れ．
患者：70歳，女性．
現病歴：6か月前に右側舌縁部に口内炎のような変化を自覚したが，痛みがないため様子をみていた．2か月前から病変が盛り上がり，食事時に歯にあたるようになった．その後，徐々に病変が大きくなり赤みもでてきたので，心配になって来院した．
既往歴：特記すべき事項はない．
現症：右側の舌縁部に10mm×6mm大，白斑とびらんをともなう表面が粗造な腫瘤性の病変を認める．腫瘤の後方と下方には白斑が広がっている．腫瘤の部分は触るとやや硬い．

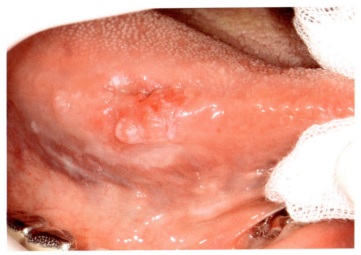

図1　初診時の口腔内写真．

答は次頁

A

診断 舌がん（扁平上皮癌）

治療 手術による切除

診断のポイント

　口腔がんは舌，歯肉，頬粘膜，口底，口蓋など口腔粘膜（重層扁平上皮）に被覆されたすべての部分に発生する．**口腔がんの40〜50%が舌がんで，とくに舌縁部は好発部位である．**いずれの部位でも最初は痛みをともなわない小さな潰瘍・びらん・白斑などの形態で発生するがことが多い．口内炎とは異なり，がんの場合は**週あるいは月単位で顕著な増大傾向を示し，治癒傾向を示すことはない．**

　初期の口腔がんの見た目の形態は，図2に示すように6つの形態に分類される．10mm程度の大きさになるとこれらの形態が混在し，触診で病変の周囲に硬さが感じられることも多く，これも重要な診断のポイントである[1]．

　臨床経過も診断には重要である（図3）．**2週間で治癒傾向を認めない口腔粘膜の潰瘍・白斑・びらん（発赤）は二次医療機関で精査を行うべきである．**

● 不均一な白斑を呈する白板型
● 発赤が顕著なびらん型
● 口内炎のように見える潰瘍型
● 表面が白っぽいカリフラワーのような乳頭型
● 粘膜の下から盛り上がっている膨隆型
● 表面が肉芽組織のような肉芽型

● 白さの濃さが不均一で表面が粗造な白斑
● 凹凸不正で赤みが強いアフタ様病変
● 2週間以上治らない褥瘡やアフタ
● 表面は正常でも次第に大きくなるしこり
● 抜歯窩からの肉芽が盛り上がる
● しびれをともなう病変

図2 ｜ 図3

図2　口腔がんの初期病変．
図3　口腔がんを疑うべき臨床所見．

　本症例の診断のポイントは，次のとおりである（図4）．

臨床経過：6か月前に気がついた小さな潰瘍が治癒傾向を示すことなく，月単位でその形態を変えながら大きくなっている．

臨床所見：びらんと白斑が混在した表面が粗造な膨隆を認める．また，その周囲に白さが不均一で境界が不明瞭な白斑が広がっている．本症例のように病変の境界が不明瞭，周囲が盛り上がっている（①），濃さや表面の性状が不均一な白斑（②）はがんを疑うべき重要なポイントである．

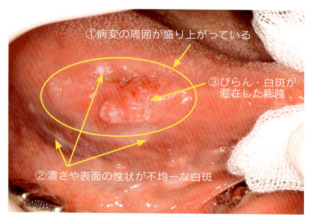

図4　びらんと白斑が混在した表面が粗造な膨隆および，その周囲に白さが不均一で境界が不明瞭な白斑を認める．

治療

T1N0M0（原発巣の大きさが2cm未満で深さも5mm未満，頸部リンパ節・遠隔転移はなし）であったので，全身麻酔下に舌の部分切除を行い，手術中に切除した周囲に残存している腫瘍組織がないことを迅速病理診断で確認した後に縫縮した．術後7日で発語は明瞭で，経口摂取も良好なため退院した（図5，6）．

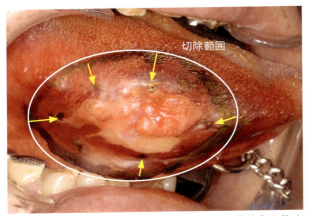

図5　手術中の写真．病変にヨードによる生体染色を施すと粘膜に腫瘍性の変化がある上皮はヨードに染まらない．その周囲10mmに安全域を設けて切除範囲を設計する．（黄色矢印はヨードに染まっていない範囲）

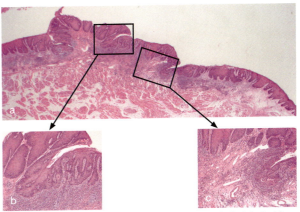

図6　切除物の病理組織像．早期の浸潤癌（扁平上皮癌）であった．a：被覆上皮に連続して腫瘍細胞が増殖している．b，c：一部に基底膜が不明瞭な部が観察され，深部に向かって増殖する像がみられる．（東京歯科大学臨床検査病理学講座　松坂賢一教授，提供）

解説

口腔粘膜に義歯の調整や副腎皮質ステロイド薬の塗布で治癒傾向を認めない病変を見つけた際には口腔がんを疑い，患者に早めに二次医療機関で精査を受けることを勧める．**安易に生検やレーザーによる蒸散などの侵襲的な処置を行うことは禁物である**．

二次医療機関では，細胞診による鑑別や病理組織検査による確定診断を行う．口腔がん（扁平上皮癌）であれば，合わせてCT・MRI・超音波エコーなどで病変の進展範囲やリンパ節の腫脹の有無などを精査したうえで，病変の大きさ（T），所属リンパ節（頸部リンパ節）への転移の有無（N），遠隔転移の有無（M）を総合的に評価して，病変の部位とそのTNM分類から治療方針を決定する．

口腔がんの治療方針は，多くの施設で「科学的根拠に基づく口腔癌診療ガイドライン[2]」を基本にして行われている．原発巣に対しては，口腔のいずれの部位においても**手術により切除することが基本**になる．切除する際には，**病変周囲に10mmの安全域を設けて切除することが推奨されている**．また，頸部転移を認める場合，あるいは疑われる場合には，その状況に応じて，原発巣の切除と同時に頸部のリンパ節を周囲の脂肪組織に包み込んだ状態で切除する頸部郭清術を行う．

機能温存を目的として，舌がんのT1，T2症例で厚さが10mm未満の症例では，腫瘍内に放射線の線源（イリジウムなど）を刺入する組織内照射を行うことがある．切除により欠損した部位は，その欠損範囲や構成組織に応じて，縫縮（縫い合わせる）・有茎や遊離皮弁による再建術・金属プ

レートや骨移植による再建術を行う．また，原発巣の大きさ，頸部リンパ節転移の状況によって，術前・術後の補助療法として化学療法，放射線療法，化学放射線併用療法を行うこともある．さらに治療の経過に合わせて摂食嚥下機能の評価も行い，治療後にそのリハビリテーションを行うことも大切となる．

口腔がんでは，治療後5年間は定期的な経過観察を行うことも三次予防（再発・転移の早期発見）の観点で重要である．

診断力・対応力UP！　歯科衛生士もおさえておきたいポイント

■口腔内の定点観測は歯科衛生士も一緒に

口腔がん発生のリスクファクターに**喫煙，過度の飲酒，う蝕歯，不適合な補綴装置**がある．口腔がんの予防と早期発見の啓発，すなわち禁煙指導や定期的な歯科管理による刺激因子や粘膜の変化の発見は歯科衛生士も担っている．

メインテナンスや口腔衛生管理で患者を定期的に診るのと同時に，**口腔粘膜に変化がないかをチェックすることは，口腔がんの早期発見に直結する**．まず，日ごろからすべての患者の舌，歯肉，口底，頬粘膜などをよく観察して，正常な口腔粘膜の状態を視覚的に覚えることが重要なことである．さらに患者から「しみる」「痛い」「違和感がある」などの訴えがあるときは，その部位をよく観察することは当然だが，訴えがなくても隅々まで観察し，**前回から変化している状態がないか**を確認することが必要である（図7，8）．

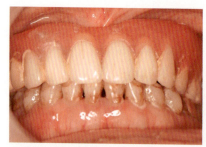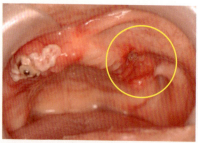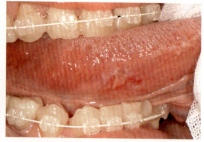

図7　78歳の男性．咬むと義歯が当たって痛いという訴え．義歯を外すと歯肉に潰瘍性の病変を認めた（歯肉がん）．主訴に惑わされず，粘膜を必ず診るようにする．

図8　矯正治療中の45歳の女性．矯正装置が当たっていないのに2か月以上潰瘍が治らなかった（舌がん）．矯正治療中といえども，長期にわたり治らない褥瘡は要注意．

参考文献

1. 柴原孝彦，片倉朗．口腔がん検診どうするの，どう診るの．東京：クインテッセンス出版，2012.
2. 日本口腔腫瘍学会，日本口腔外科学会．科学的根拠に基づく口腔癌診療ガイドライン．東京：金原出版，2013.

口腔粘膜疾患診断力テスト 2

テスト 2 「右上の奥歯の骨が露出している」

矢郷 香

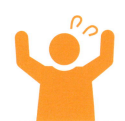
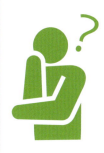

Q 以下の症例で考えられる，診断および治療方針は？

症例の概要

主訴：上顎右側臼歯部骨露出

患者：71歳，女性．

既往歴：肺癌再発，多発骨転移，脳転移．

現病歴：約10か月前，他院で，歯周病で動揺が著しかった上顎右側第二大臼歯を抜歯した．その後，抜歯窩の治癒不全を認め，同部歯肉腫脹と疼痛を繰り返し，骨の露出が増大したために来院した．

全身状態：日常生活に問題はないが，全身麻酔での手術はリスクがあった．

投薬：肺癌骨転移に対して，ビスフォスフォネート（BP）製剤ゾレドロネート（ゾメタ®）を約2年間，その後約4年間デノスマブ（ランマーク®）の注射薬の投与を行った．現在は，抗癌薬（ゲムシタビン注射）治療を行っている．

現症：上顎右側第一，二大臼歯部の疼痛，歯肉腫脹，排膿を認めた．第二大臼歯部の骨は露出していた（図1）．

画像所見：パノラマエックス線写真で，上顎右側第二大臼歯部に骨の新生はなく，抜歯窩が残存していた（図2）．CT写真では，同部に腐骨分離像がみられ（図3a，b：矢印），右側上顎洞全体に不透過像を認めた（図3b：★）．

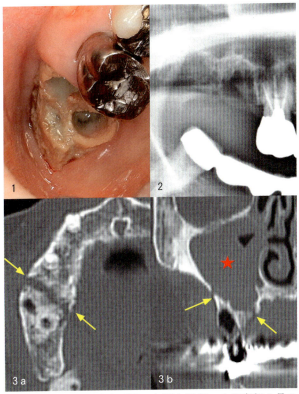

図1 初診時の口腔内所見．上顎右側第二大臼歯部の骨の露出を認めた．同部歯肉の疼痛，腫脹，排膿もみられた．
図2 パノラマエックス線写真．
図3 CT写真．

答は次頁

診断 骨吸収抑制薬関連顎骨壊死（ARONJ）ステージ3

治療 抗菌薬投与および外科的切除（腐骨除去術）

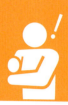

診断のポイント

患者は肺癌による多発骨転移のために，BPとデノスマブの骨吸収抑制薬を約6年間投与されていた．他院で上顎右側第二大臼歯の抜歯後，約10か月間骨の露出を認めた．切除物の病理所見は腐骨で，癌の骨転移ではなかった．顎骨への放射線の照射歴もなかった．以上から骨吸収抑制薬関連顎骨壊死（ARONJ）と診断した（図4）．病変は，上顎洞まで至っていたためにステージ3であった（図5）．

以下の3項目の診断基準を満たした場合に，ARONJと診断する．

1. 現在あるいは過去に骨吸収抑制薬による治療歴がある．
2. 顎骨への放射線照射歴がなく，骨病変が顎骨への癌の転移ではない．
3. 医療従事者が指摘してから8週間以上持続して，口腔・顎・顔面領域に骨露出を認める．または，口腔内・外の瘻孔から触知される骨を認める．

※ただし，ステージ0には，この基準は適応されない．

図4　骨吸収抑制薬関連顎骨壊死（ARONJ）の診断基準．

ステージ	臨床症状および画像所見
ステージ0	臨床症状：骨露出／骨壊死なし，深い歯周ポケット，歯牙動揺，口腔粘膜潰瘍，腫脹，膿瘍形成，開口障害，下唇の感覚鈍麻または麻痺（Vincent症状），歯原性では説明できない痛み 画像所見：歯槽骨硬化，歯槽硬線の肥厚と硬化，抜歯窩の残存
ステージ1	臨床症状：無症状で感染をともなわない骨露出や骨壊死またはプローブで骨を触知できる瘻孔を認める． 画像所見：歯槽骨硬化，歯槽硬線の肥厚と硬化，抜歯窩の残存
ステージ2	臨床症状：感染をともなう骨露出，骨壊死やプローブで骨を触知できる瘻孔を認める．骨露出部に疼痛，発赤をともない，排膿がある場合と，ない場合とがある． 画像所見：歯槽骨から顎骨に及びびまん性骨硬化／骨溶解の混合像，下顎管の肥厚，骨膜反応，上顎洞炎，腐骨形成
ステージ3	臨床症状：疼痛，感染または1つ以上の下記の症状をともなう骨露出，骨壊死，またはプローブで触知できる瘻孔．歯槽骨を超えた骨露出，骨壊死（たとえば，下顎では下顎下縁や下顎枝にいたる．上顎では上顎洞，頬骨にいたる）．その結果，病的骨折や口腔外瘻孔，鼻・上顎洞口腔瘻孔形成や下顎下縁や上顎洞までの進展生骨溶解． 画像所見：周囲骨（頬骨，口蓋骨）への骨硬化／骨溶解進展，下顎骨の病的骨折，上顎洞底への骨溶解進展

図5　ARONJの病期分類[1]．

治療

来院時，急性症状を呈していたので，アモキシシリンとクリンダマイシンの抗菌薬を投与し，上顎右側臼歯部の疼痛は消失，歯肉腫脹と排膿は軽減した．前病院でARONJが疑われ，すでに骨吸収抑制薬のデノスマブは中止されていた．同医院では，全身状態を考え，洗浄や抗菌薬投与などの保存療法が行われていたが，炎症を繰り返し，骨露出が増大したために当院では外科療法を選択した．医師に対診し，低侵襲の手術の許可が得られた．CTで腐骨分離像がみられたので，デノスマブ中断約13か月後，全身麻酔下に腐骨除去術および上顎右側第二小臼歯と第一大臼歯の抜歯術を施行した（図6）．術後，骨の露出はなく，右側上顎洞炎も改善し，経過良好である（図7）．

Part 3　口腔粘膜疾患診断力テスト 2

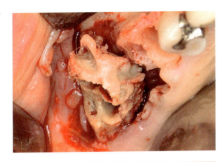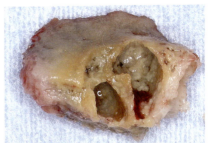

図6a　図6b

図6　a：術中写真．b：除去した腐骨．

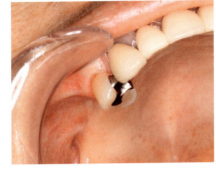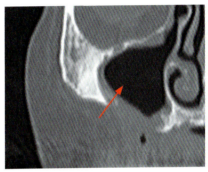

図7a　図7b

図7　術後，骨の露出はなく（a），CTで右側上顎洞の不透過像も改善した（b：矢印）．

解 説

　BPは癌の骨転移や骨粗鬆症の治療に有益な薬剤であるが，重大な副作用として顎骨壊死を発症する．2003年に初めて，BP関連顎骨壊死（Bisphosphonate-related osteonecrosis of the jaw：BRONJ）が報告されたが，BPと同様に破骨細胞による骨吸収を抑制する抗RANKL（Receptor Activator of NFκB Ligand）抗体のデノスマブも顎骨壊死を発症することから，BPやデノスマブの骨吸収抑制薬による顎骨壊死を骨吸収抑制薬関連顎骨壊死（ARONJ：Anti-resorptive agents-related osteonecrosis of the jaw）と呼称している．

　2014年には，癌治療で使用される血管新生阻害薬でも顎骨壊死が起きるために，米国口腔顎顔面外科学会（AAOMS）では薬剤関連顎骨壊死（MRONJ：Medication-related ONJ）の名称を提唱している（図8）．

　ARONJ発症のメカニズムがいまだ十分に解明されていないために，治療・管理に難渋しているが，本邦の顎骨壊死検討委員会によるポジションペーパー（PP）では，病期分類に応じた治療方針が提唱されている（図9）．以前は，壊死組織の

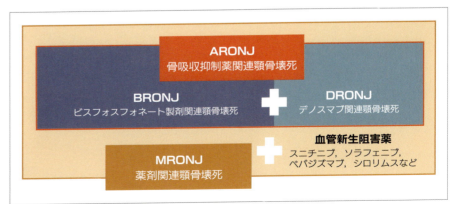

図8　薬剤関連顎骨壊死．

除去などの処置は，むしろ症状悪化を招くことがあるために積極的な外科療法が敬遠され，洗浄や抗菌薬投与などの保存療法が推奨されていた．しかし，外科療法の有効性が検証され，**2016年PPでは，ステージ2からの外科療法が推奨された**．

骨吸収抑制薬に関しては，顎骨壊死の発症を確認した場合には，**医科主治医に同薬剤の休薬が可能か否かの相談をする**．薬剤添付文書にも，「顎骨壊死・顎骨骨髄炎が現れることがあるので，観察を十分に行い，異常が認められた場合には投与を中止するなど適切な処置を行う」と記載されている．休薬により腐骨が分離し，健常骨との境界が明瞭となる可能性がある．

ステージ0および1
抗菌性洗口剤の使用，瘻孔や歯周ポケットに対する洗浄，局所的抗菌薬の塗布・注入

ステージ2
抗菌性洗口剤と抗菌薬の併用，難治例：複数の抗菌薬併用療法，長期抗菌薬療法，連続静注抗菌薬療法，腐骨除去，壊死骨掻爬，顎骨切除

ステージ3
腐骨除去，壊死骨掻爬，感染源となる骨露出／壊死骨内の歯の抜歯，栄養補助剤や点滴による栄養維持，壊死骨が広範囲におよぶ場合，顎骨の辺縁切除や区域切除

注：病期に関係なく，分離した腐骨片は非病変部の骨を露出させることなく除去する．露出壊死骨内の症状のある歯は，抜歯しても壊死過程が増悪することはないと思われるので抜歯を検討する．

図9　ARONJの治療[1]．

診断力・対応力UP！　歯科衛生士もおさえておきたいポイント

ARONJの主な発症メカニズムは，破骨細胞が抑制されるために骨のリモデリングが抑制されることと口腔細菌が影響しているとされる（図10）．そのため，顎骨壊死を予防するためには，**口腔清掃状態を良好にすること**が重要である．PPでは，医科歯科連携の重要性が強調され，医師は骨吸収抑制薬を投与する前に患者に歯科受診をするよう勧め，**すべての歯科治療は投与開始2週間前までに終了すること**が望ましいとされている．しかし，炎症性歯科疾患や抜歯などの外的侵襲がなくても，骨隆起部などに自然発生する場合もあり（図11），最善の歯科治療をもっても顎骨壊死の発生を予防できないこともある．

また，患者は骨吸収抑制薬と歯科治療は関係ないと思い，歯科受診時に同薬剤の使用を告知しないことが多い．骨粗鬆症や癌の骨転移患者では，

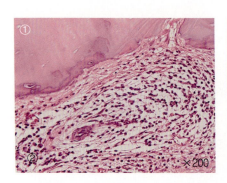
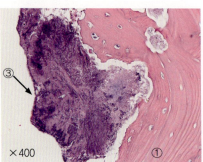

図10a｜図10b

図10　病理組織像（H-E染色）．ARONJの病理組織像は，変性壊死した骨組織（①）(a)とそれを取り囲む炎症性肉芽組織（②）ならびに放線菌の菌塊（③）を認め(b)，発生原因として口腔細菌が関与しているとされる．

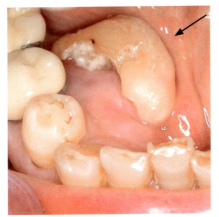
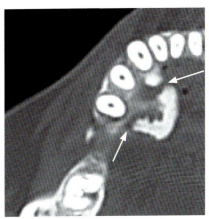

図11 下顎骨隆起部のARONJ．患者は，骨粗鬆症でBPを約10年間服用していた．下顎右側骨隆起部に骨露出を認めた(a)．CTでは同部に腐骨分離像がみられた(b)．

お薬手帳の確認や医師に照会する必要がある．

　抜歯はARONJのリスク因子とされているが，抜歯を恐れて感染している歯を保存することはむしろ顎骨壊死発症のリスクとなるので，歯科医師はむやみに抜歯を恐れず必要な歯科治療を行う．**抜歯時のBP内服薬の休薬が必要か否かに関しては，いまだ結論はでていない**．しかし，AAOMSは，4年以上BPを服用している場合，あるいはリスク因子(副腎皮質ステロイドや血管新生阻害薬の併用)を有する患者の抜歯を行う場合には，骨折リスクを含めた全身状態が許容すれば2か月前後，骨吸収抑制薬の休薬について検討することを提唱している．同薬剤を休薬した場合には，薬剤の再開は，抜歯後，骨露出なく上皮化が良好で，エックス線写真で骨新生を確認してからが望ましいが，早期に再開が必要な患者もいるので，医師と相談し決定する．

　骨吸収抑制薬投与患者には，**顎骨壊死予防のために口腔内を清潔に保つこと，定期的な歯科検診を受けること，口腔内の疼痛，腫脹，歯の動揺や骨の露出など異常が認められた場合には，ただちに歯科を受診するように指導する**．

参考文献
1. 顎骨壊死検討委員会．骨吸収抑制薬関連顎骨壊死の病態と管理：顎骨壊死検討委員会ポジションペーパー2016．(http://www.perio.jp/file/news/info_160926.pdf　2019年9月4日アクセス)
2. 柴原孝彦，岸本裕充，矢郷　香，野村武史．薬剤・ビスフォスフォネート関連顎骨壊死　MRONJ・BRONJ．最新　米国口腔顎顔面外科学会と本邦の予防・診断・治療の指針．第1版．東京：クインテッセンス出版，2016．

診断力テスト 回答（疾患名）一覧

Part 2　口腔粘膜疾患診断力テスト 1　患者さんのこの訴え，正しく診断できますか？

テスト 1 …… 27
「舌がヒリヒリして口の中が苦い」
上川善昭

▶ 紅斑性カンジダ症

テスト 2 …… 31
「口内炎がいくつもできて，痛みで食事ができない」
岩渕博史

▶ ヘルペス性歯肉口内炎
　（疱疹性歯肉口内炎）

テスト 3 …… 35
「頬の裏がただれている．食べ物がしみる」
伊東大典

▶ 左側頬粘膜扁平苔癬

テスト 4 …… 39
「口内炎が治らない！」
角田和之

▶ 尋常性天疱瘡

テスト 5 …… 43
「舌にできた口内炎が痛い」
小澤重幸

▶ 再発性アフタ性口内炎
　（慢性再発性アフタ）

テスト 6 …… 47
「口蓋にできたほくろのようなものが気になります」
松野智宣

▶ 母斑細胞母斑（色素性母斑）

テスト 7 …… 51
「口を開けるときに口角が痛い．薬を塗っても治らない」
上川善昭

▶ カンジダ性口角炎

テスト 8 …… 55
「発熱があり，歯肉が腫れて痛い」
神部芳則

▶ 血液疾患による壊死性潰瘍性歯肉炎

テスト 9 …… 59
「舌にできた潰瘍が治らない」
山本一彦

▶ ニコランジルによる舌潰瘍の疑い

テスト 10 …… 63
「下唇が腫れていて，ぴりぴり痛む」
小澤重幸

▶ 口唇ヘルペス

テスト 11 ……………………… 67	テスト 15 ……………………… 83
「舌が痛くて食べられない」 岩渕博史	「舌の様子が変わるので気になって心配です」 松野智宣
▶ Plummer-Vinson症候群（鉄欠乏性貧血）	▶ 地図状舌

テスト 12 ……………………… 71	テスト 16 ……………………… 87
「口の中に白いものがある」 伊東大典	「食事の際に歯ぐきが痛い．歯ぐきがぶよぶよする」 角田和之
▶ 白板症	▶ 粘膜類天疱瘡

テスト 13 ……………………… 75	テスト 17 ……………………… 91
「口の中が乾く」 山本一彦	「口内炎ができて痛い」 木本茂成／井上吉登／横山三菜
▶ 口腔乾燥症	▶ 手足口病

テスト 14 ……………………… 79	テスト 18 ……………………… 95
「味を感じにくくて，舌も痛い」 神部芳則	「口が乾いてしかたがない」 上野繭美
▶ Hunter舌炎（悪性貧血）	▶ 下垂体疾患による口腔乾燥症疑い

Part 3　口腔粘膜疾患診断力テスト 2　見逃したくないこの訴え

テスト 1 ……………………… 103	テスト 2 ……………………… 107
「舌の横にできた腫れがなかなか治らない」 片倉 朗 	「右上の奥歯の骨が露出している」 矢郷 香 
▶ 舌がん（扁平上皮癌）	▶ 骨吸収抑制薬関連顎骨壊死（ARONJ）

索引

【あ】

悪性黒色腫 ……………………… 11，16，48，49

【か】

潰瘍 …………………………………………… 12，20
カンジダ性口角炎 ………………… 52〜54，65

【き】

急性（骨髄性）白血病 ………………… 56〜58

【け】

血腫 ……………………………………………… 17，50

【こ】

口角炎 …………… 24，52〜54，69，70，77，78
口腔カンジダ症
…… 11，13，29，38，40，46，65，68，69，80，84
口腔乾燥症 ………… 68，69，76〜78，80，96
口腔扁平苔癬 ……………… 11，13，36〜38
口唇ヘルペス ………… 18，33，34，64〜66
黒毛舌 ……………………………………………… 17
骨吸収抑制薬関連顎骨壊死 ………… 108〜111
紅斑性カンジダ症 ……… 14，28〜30，77，82

【さ】

再発性アフタ ………… 11，20，34，44〜46

【し】

色素性母斑 …………………… 16，48〜50
歯肉出血 …………………………… 57，58
尋常性天疱瘡 ……… 40〜42，88，89

【す】

水疱
… 12，17，32〜34，40，41，64，65，88，89，92〜94

【せ】

舌がん ………………… 20，44，104〜106

【た】

帯状疱疹 ……………… 11，18，32，34，65

【ち】

地図状舌 …………………………… 23，84〜86

【て】

手足口病 ……………………… 19，92，93

【は】

白板症 ……………………… 11，13，72〜74

【ひ】

貧血 ……………… 53，58，69，70，81

【へ】

ベーチェット病 ………………… 20，45
ヘルパンギーナ ……… 11，18，32
ヘルペス性歯肉口内炎 ……… 32〜34，45，46，64

【や】

薬剤性潰瘍 …………………… 21，60〜62

【る】

類天疱瘡 ……………… 19，88，89

【A】

ARONJ ……………………… 108〜111

【H】

Hunter 舌炎 ……………… 68〜70

【P】

Plummer-Vinson 症候群 ……… 53，68〜70，80

クインテッセンス出版の書籍・雑誌は，歯学書専用
通販サイト『歯学書.COM』にてご購入いただけます．

PCからのアクセスは…
歯学書　検索

携帯電話からのアクセスは…
QRコードからモバイルサイトへ

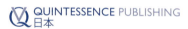

歯科医院の診断力・対応力UP！
臨床で遭遇する口腔粘膜疾患に強くなる本

2019年12月10日　第1版第1刷発行

編　　著　岩渕博史（いわぶちひろし）

発 行 人　北峯康充

発 行 所　クインテッセンス出版株式会社
　　　　　東京都文京区本郷3丁目2番6号　〒113-0033
　　　　　クイントハウスビル　電話(03)5842-2270(代表)
　　　　　　　　　　　　　　　 (03)5842-2272(営業部)
　　　　　　　　　　　　　　　 (03)5842-2275(編集部)
　　　　　web page address　https://www.quint-j.co.jp/

印刷・製本　サン美術印刷株式会社

©2019　クインテッセンス出版株式会社　　　禁無断転載・複写
Printed in Japan　　　　　　　　　　　　落丁本・乱丁本はお取り替えします
ISBN978-4-7812-0723-0　C3047　　　　　　定価はカバーに表示してあります

これって病気？ 治療は必要？
口腔粘膜疾患早わかりシート

口の粘膜にはさまざまな病気が出現します。治療の必要がないものもありますが、なかには全身疾患が原因だったり、がん化したりするものも！「あれ？」と思ったら、かかりつけの歯医者さんに相談しましょう。

扁平苔癬
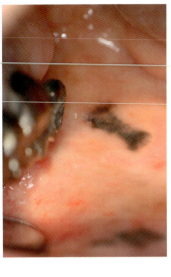
- **特徴** レース様（網状）の白斑が左右の頬の粘膜に対称的にみられます。
- **原因** 金属アレルギーやウイルス（HCV、HIV）への感染、NSAIDsなど薬剤の影響が考えられています。
- **治療** 副腎皮質ステロイド薬の塗布。

メラニン色素沈着症
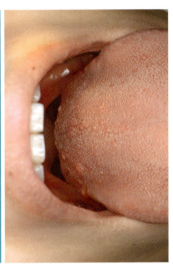
- **特徴** 口腔の粘膜に黒褐色のびまん性または帯状の色素沈着として観察されます。
- **原因** はっきりとはわかっていません。
- **治療** 悪性化することもあるので、経過観察が必要です。

白板症
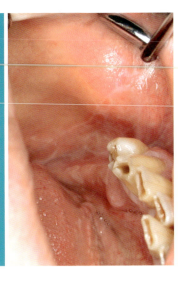
- **特徴** 口の粘膜が板状または斑状に白色変化します。白くなった部分は擦っても除去不可能です。
- **原因** 喫煙や義歯などによる慢性的な刺激が考えられていますが、明確な原因は不明です。
- **治療** がん化するリスクが高いので外科的除去が推奨されています。

有郭乳頭
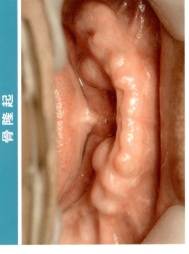
- **特徴** 舌背後方部に左右に連なる乳頭様の小隆起です。表面は周囲より赤いことが多く、通常痛みはありません。
- **原因** 正常な組織です。
- **治療** 正常な組織なので、治療は不要です。

骨隆起
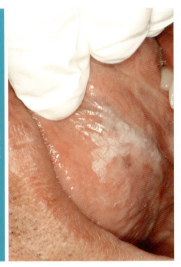
- **特徴** 両側下顎臼歯舌側や口蓋正中部によくみられます。骨様の硬さで、触れても痛みはありません。
- **原因** 明確には不明です。
- **治療** 通常治療は必要ありませんが、義歯製作の妨げになる場合は外科的に削除します。

監修 岩渕博史（神奈川歯科大学大学院歯学研究科顎顔面病態診断治療学講座顎顔面外科学分野）

©クインテッセンス出版（株）

葉状乳頭

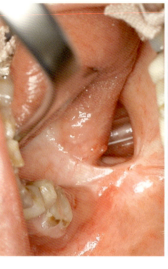

- **特徴** 左側の舌縁後方部にみられる乳頭様の小隆起です。多くは4〜5本からなる粘膜のヒダまたは小隆起で、触れても痛みはありません。
- **原因** 正常な組織です。
- **治療** 正常な組織なので、治療は不要です。

溝舌

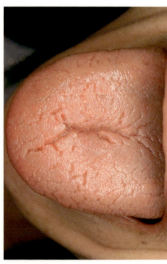

- **特徴** 舌背部に溝が多くみられる状態として観察されます。小児では少なく、高齢者に多くみられます。
- **原因** 遺伝的な要因があるといわれています。
- **治療** 病的意義は少なく、治療は必要ありません。

地図状舌

- **特徴** 小児（10歳以下）と若い女性に多く、日によって病巣の形や位置が変わります。原因不明ですが、精神的要因やビタミン不足が疑われています。
- **原因** 原因不明です。
- **治療** 症状の乏しい場合は経過観察し、疼痛がある場合は含嗽薬を使用します。

黒毛舌

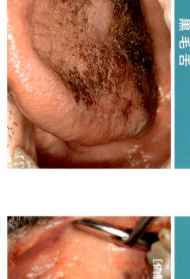

- **特徴** 舌背部に黒色色素が沈着し、黒っぽく見える状態として観察されます。
- **原因** 抗菌薬の長期使用による菌交代現象で黒色素産生菌が増殖したことによるものが多い症です。
- **治療** 症状はなく、多くの場合、抗菌薬を止めれば自然消褪します。

カンジダ

[偽膜型]

[紅斑型]

- **特徴** 拭えば白斑の「偽膜型」と口内が赤くなる「紅斑型」があります。
- **原因** 口腔内常在菌であるカンジダ菌の日和見感染症です。
- **治療** 抗真菌薬の投与と口腔環境を適切に保つことが重要です。

舌がん

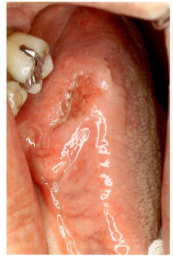

- **特徴** さまざまな形状があり、潰瘍の形成以外にも、膨隆、紅斑、白斑などがみられます。
- **原因** 明確にはわかっていませんが、多くの因子が関与しています。
- **治療** 手術や放射線治療など、早期に専門医による治療を行う必要があります。

監修 岩渕博史（神奈川歯科大学大学院歯学研究科顎顔面病態診断治療学講座顎顔面外科学分野）